医師に「運動しなさい」と言われたら最初に読む本

中野・詹姆士・修一——著
田畑尚吾——監修
蔡麗蓉——譯

醫生說「請你運動！」時，

最強對症運動指南

日本首席體能訓練師教你：

1次5分鐘，釋放身體痠痛疲勞，
降中風、心臟病死亡率！

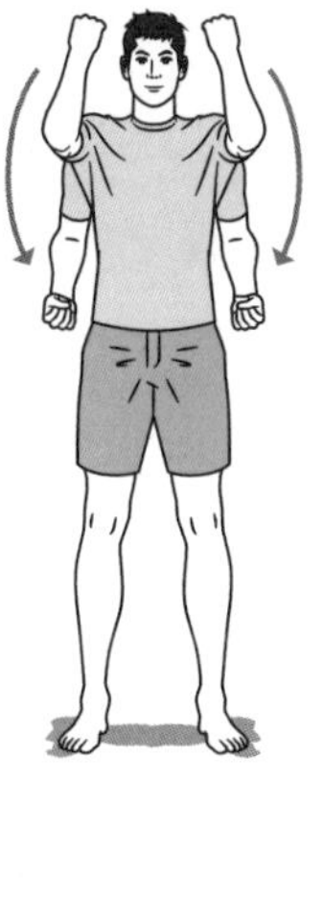

方舟文化

目錄

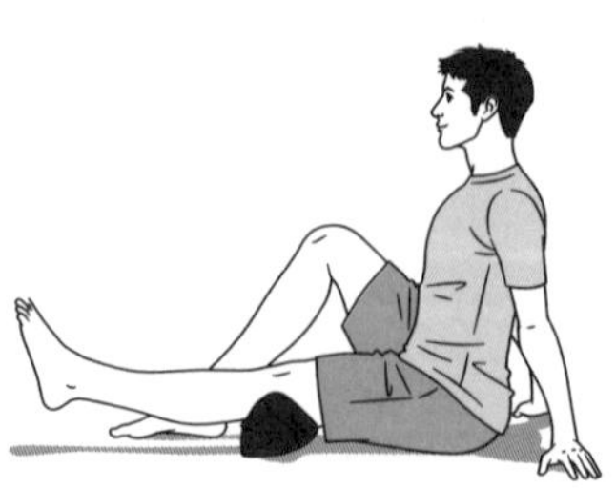

第3章

如何預防長照悲歌，未來臥床不起？

第4章

如何消除睡覺也擺脫不了的疲勞？

第5章

久未運動的人要小心這些陷阱

第6章 如何甩開惱人的「鮪魚肚」？

第7章 養成健走習慣，打造健康體魄！

第8章 訓練師建議一天吃十四種食物

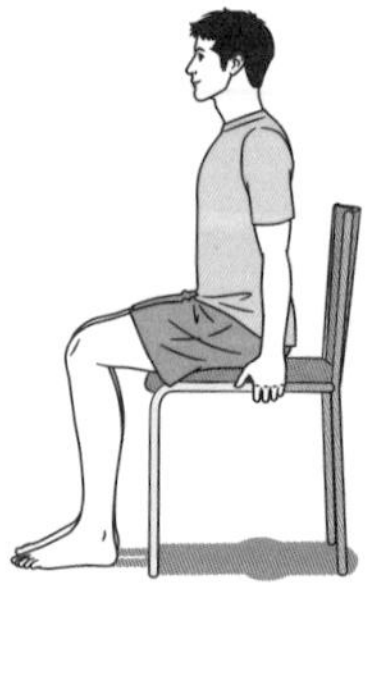

第9章 Q&A 何謂「有效的運動」？

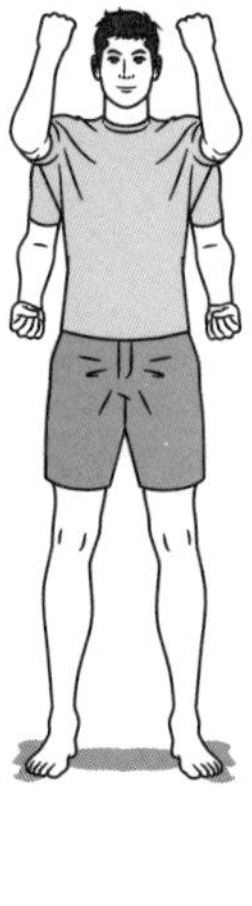

前言
為什麼醫生說「請你運動！」時，多數人還是不願意動起來呢？

中野・詹姆士・修一

日本每年都有很多人去做「健檢」，這可以解釋為：日本人的「健康意識」平均都相當地高。

人只要上了年紀，健檢報告上一定會出現紅字，因此相信很多人都曾聽醫生這麼對自己說過：「為了身體健康著想，請你平時要多做運動！」可是**幾乎沒有人聽到醫生這麼說之後，就立刻著手去做運動**。就算你明知道「運動有益健康」，或是「能預防疾病」，卻總是躊躇不前。

依據厚生勞動省「國民健康・營養調查」結果顯示，二十到六十四歲間，有運動習慣的人，僅占了整體的二一%（二〇一六年）。
根據這個結果我們可以發現，日本的青壯年這個世代，平日有運動習慣的人，實在少之又少。
「因為工作很忙，而且又沒有出現什麼惱人的症狀……。」類似這樣的原因，於是大多數的人將醫生的指示拋諸腦後，不知不覺一年過去，又到了健檢的時間，然後原先出現紅字的項目又變得更不理想了。
我現在從事的是「體能訓練師」的工作，除了指導日本數一數二的運動員外，也會教導一般民眾做體能訓練，提升身體機能，藉此擺脫生活習慣病或運動障礙症候群[1]的問題。
不少來找我的人，常常都是拖到最後，才終於心不甘情不願地提起勇氣上課，然後這麼告訴我：「醫生已經警告我好幾次，我必須要做運動了……。」其中還有一些人，甚至是被醫生半威脅地說：「你再不做運動的話，真的會生重病喔！」於是他們才開始做起運動……

我問他們：「為什麼醫生叫你運動，你卻仍遲遲不願意去運動呢？」結果有非常多的人，都提出了下述這樣的理由：

- 太忙找不出時間運動。
- 就算醫生提醒該運動，卻不知道做什麼運動才好。
- 一運動，身體某部位就會出現疼痛。
- 原本就不太喜歡做運動。

會說沒時間運動的人，絕大多數都是青壯年族群，因為工作忙碌，在公司身居要職，於是無法養成做運動的習慣，一直錯失改善生活的機會。

而多數會說「不知道做什麼運動才好」的人，某方面來說，或許也有不得已的理由，**畢竟醫生可以提供診療，卻無法為每個人設計適合的運動菜單，更無法陪同每個人運動，並進行指導**。這方面的工作，其實正是我們這些體能訓練師的職責所在。

如果你身體某部位會出現疼痛，或許這時候的確不適合做運動；但只要醫生許可的話，還是可以在運動選項上仔細選擇，避免疼痛發生。原本膝蓋、肩膀或是腰部就會痛的人，有時還能藉由運動改善症狀。

不太喜歡運動，或是過去幾乎不做運動的人，則請務必趁此機會開始運動，相信你一定可以領悟到活動身體的樂趣。持之以恆地做運動之後，不僅能親身感受到自己的身體，能靠一己之力加以改善，還能夠過著毫無壓力又充實的生活。

本書就是為了「明知道運動比較好，卻總是無法付諸行動的人」所寫的書。曾經被醫生提醒「你該運動」的人，再這樣下去的話，可能會罹患疾病，或者是，你現在已經出現某些症狀的人。

就像醫生開的診療單一樣，我想，**每一個人都需要「專屬自己的運動清單」**，得在一開始運動時盡可能降低門檻，而且做完後必須能展現顯著成果。因此我為這本書設計的運動指南，是**就算沒時間的人也能持之以恆，並能看出成果；以及就算過去不曾做過運動，或一直以來對運動不拿手的人，都能輕鬆投入的運動項目**。

為了進一步提高運動效果，我會從疾病及身體的機制切入，將為什麼做運動後能改善健康的「理由」，分門別類作解說。

舉凡「糖尿病」、「代謝症候群」、「高血壓」等，現今充斥在你我身旁，大家都十分關心的疾病；以及「腰痛」、「肩膀痠痛」、「骨關節炎」這方面，會直接引發身體疼痛的症狀，也都會分項加以說明。

此外，為了確定內容無誤，本書還委託慶應義塾大學醫院運動醫學綜合中心的醫師——田畑尚吾醫生擔任監修工作。在田畑醫生的協助之下，也讓我自己能夠學習到最新的研究成果等知識。

如能透過這本書，讓更多的人開始運動，並願意著手藉由一己之力，改善身體健康的話，我將倍感喜樂。

1 運動障礙症候群：locomotive syndrome，指人體的骨骼、肌肉、關節等運動器官，因為衰弱或障礙，而造成站立或行走等動作困難。

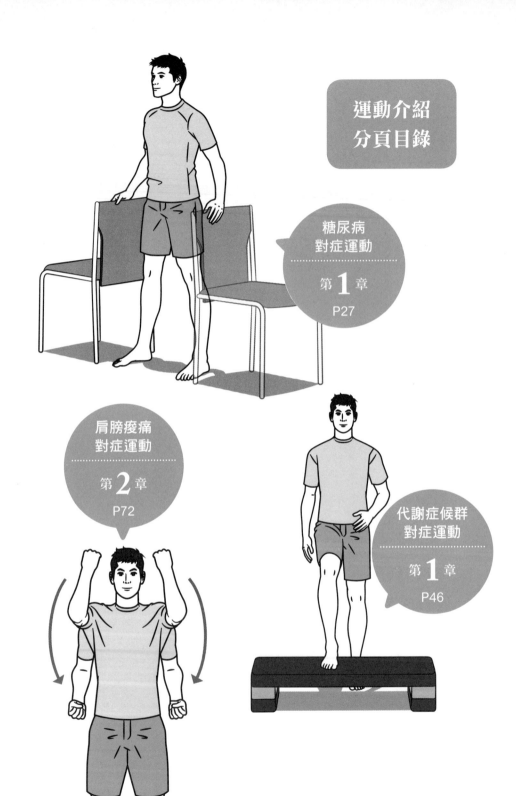

運動介紹分頁目錄

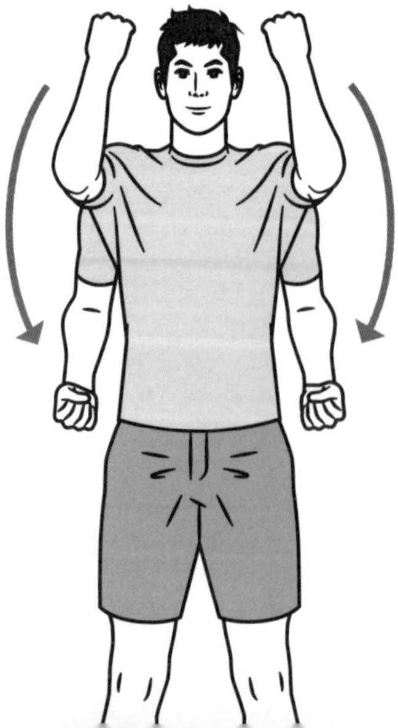

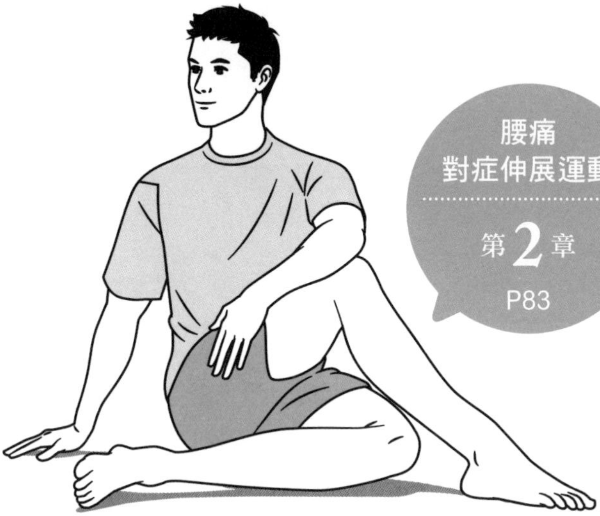

腰痛
對症伸展運動

第2章
P83

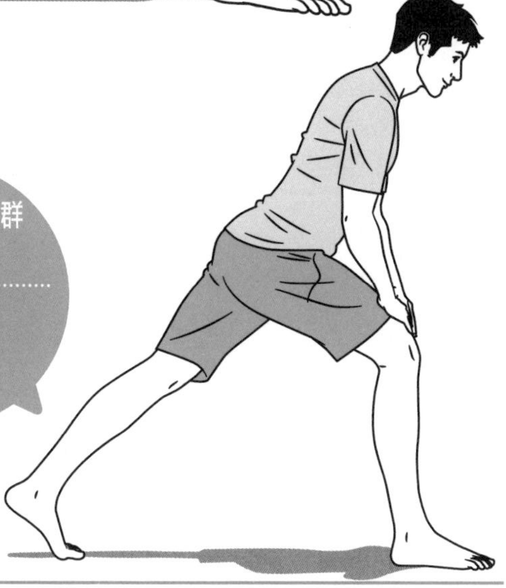

運動障礙症候群
對症運動

第3章
P104

本書讀者專屬活動！
用手機或上網
即可觀看運動解說影片

https://reurl.cc/9LxbO
帳號：gooday　　密碼：12345678
請連至上述網址或掃描 QRcode，
並輸入帳號與密碼後觀看動作解說影片。

第1章

在症狀找上門以前，就請對症運動吧！

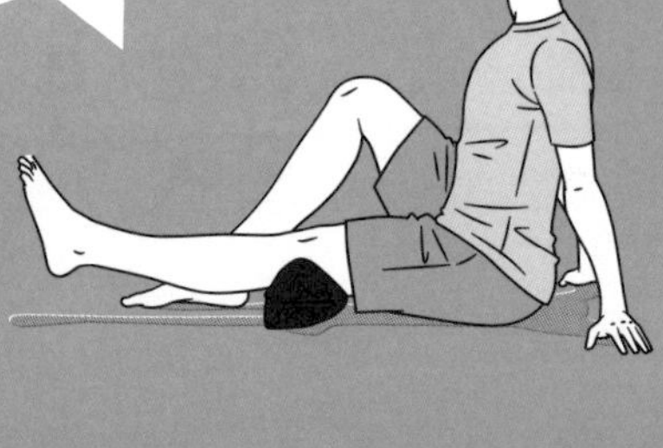

糖尿病

有效降低血糖值，就從運動開始！

【會出現哪些症狀？】

血液中的葡萄糖濃度上升，對血管造成損害，引起併發症。

【該做哪些運動？】

有氧運動與肌力訓練最有效果。

所謂的糖尿病，簡單一句話，就是「血糖值會升高的疾病」。血糖值升高，也就是血液中的葡萄糖濃度上升，若血糖一直呈現過高的情形，將會對血管造成損傷，久而久之，將引發動脈硬化、神經病變、腎臟病變以及網膜症等，各式各樣的併發症。

依據二〇一六年厚生勞動省所公布「國民健康・營養調查」的結果顯示，該年度全日本罹患糖尿病的人與「即將成為糖尿病的患者」共計推估約有二千萬人左右。也就是說，糖尿病正威脅著日本國民的健康，存在於你我身旁，如今可說是「國民病」的一種。

看懂身體狀態，避開患病風險

「只差一點點，你就會成為糖尿病患者了，所以請你開始運動吧！」即便健檢時被醫生如此警告，相信很多人還是不覺得自己的身體狀況有多糟糕，心想「反正應該不會立即惡化」，於是不做任何處置，放任不管。

會有這樣的反應其實很正常，因為除非糖尿病已經相當嚴重，否則通常自己並不會有什麼感覺；但是這種疾病會持續加劇，若是置之不理，只會一路惡化下去，等到身體感到不適，往往已無可挽回。

一般所提供的健檢，通常會測量「空腹血糖值」與「糖化血色素（HbA1c）」。空腹血糖值正如字面所示，是在空腹時測量血糖值，而糖化血色素則是代表血液中葡萄糖與血紅素的結合指數，當指數越高說明了血中葡萄糖濃度愈高，血糖偏高的時間愈長。糖化血色素可以反應出，健檢前一至二個月期間的平均血糖值狀況，因此請大家一定要仔細檢視健康報告。

如同大家所知道的，糖尿病除了吃藥以及飲食療法之外，運動也能看出不錯的效果。被醫生警告即將成為糖尿病患者的人，或是因血糖值偏高而憂心忡忡的人，都建議做運動以降低血糖值。

想要降血糖值，首重飲食療法與運動療法，藉由控制攝取進體內的卡路里與含醣量，即可抑制血糖值上升。不過葡萄糖可作為能量用來活動身體，只要做運動，血液中的葡萄糖就會被肌肉大量消耗，血糖值便會暫時下降（**急性效果**）。

如能持之以恆地定期做運動，降低血糖值的賀爾蒙，胰島素機能就能改善，變成血糖值容易下降的體質（**慢性效果**）。而且**愈是長期做運動，效果愈佳，而運動療法的特徵，便在於長年累月才能見效**。

健康檢查報告書

檢查項目		標準值	程度			本次	上次	上上次
年度、時間、區分			低	正常	高	15年21、1次	14年21、1次	13年21、1次
實施日期						2015/10/28	2014/11/11	2013/11/13
身高量測	身高					178.9	178.9	178.5
	體重					97.1	96.6	93.5
	體脂率	14.0 ～ 20.0						
	標準體重					70.4	70.4	70.1
	BMI	18.5 ～ 24.9			*	30.3	* 30.2	* 29.3
	體重比	-19.9 ～ 19.9			*	37.9	* 37.2	* 33.4
糖代謝	空腹血糖	60 ～ 109		*		90	85	86
	HbAlc（JDS）	4.2 ～ 5.6						
	果胺糖	205 ～ 285						
	血清澱粉酶	39 ～ 134						
糞便潛血反應一次 糞便潛血反應二次		－－		*		－	－	－
其他	腰圍	84.9 以下			*	99.6	* 98.4	* 98.4
	HbAlc（NGSP）	4.6 ～ 6.0		*		5.4	5.3	5.3

參閱健康檢查結果，檢視「空腹血糖值」與「HbAlc」。

空腹血糖值（mg/dL）

～ 100	正常
100 ～ 109	正常偏高
110 ～ 125	警戒線（即將罹患糖尿病）
126 ～	糖尿病

HbAlc（%）

～ 5.6	正常
5.6 ～ 5.9	正常偏高
6.0 ～ 6.4	警戒線（即將罹患糖尿病）
6.5 ～	糖尿病

此外，這裡糖尿病對症運動的主要對象，是即將成為糖尿病患者的人，或是經醫師許可得以運動，無重度併發症的「第二型糖尿病」患者。所謂的第二型糖尿病，就是因體質或生活習慣的關係，以致於胰島素功能不佳，通常好發於中高年人士，不過年輕人發病的案例也正與日俱增。順帶補充，「第一型糖尿病」則是胰臟幾乎不會分泌胰島素，所以大多數會在不到二十歲時發病。

把握餐後一小時的黃金運動期

既然如此，究竟何時做哪些運動才能降低血糖值呢？為預防糖尿病併發症，切記須縮小血糖值在一天內的變動情形。

血糖值會在餐後一小時前後的這段期間來到顛峰，所以為了抑制餐後血糖值上升，吃完飯後最好在一個小時內開始運動。情況允許的話，在每餐後，也就是一天做三次運動最為理想。

想要降低血糖值，最有效的是「有氧運動」，比方像是健走、慢跑或是騎自行車等等。運動的時間愈長，愈能藉由肌肉消耗大量糖分，因此以能夠長時間持續做的有氧運動效果最佳。**缺乏運動的人，可從輕鬆入門的健走開始做起，一開始在餐後健走二十分鐘左右即可**。而且有氧運動還可為肥胖人士帶來減重的效果。

此外，也建議大家在做有氧運動的同時，搭配肌力訓練。因為只要能增加肌肉量，你的體質就會變得容易代謝糖分，而且盡可能同時鍛練大塊肌肉，或是好幾塊肌肉，這樣會比較有效率，因此請針對大塊肌肉集中的下半身做肌肉訓練，好好鍛鍊一番。

另外，在肌肉量增加之後做有氧運動的話，可讓更多的糖分被消耗掉。尤其是上了年紀，肌肉量開始減少的中高年人士，我認為不能單靠健走，還必須做肌肉訓練才行。

餐後做運動抑制血糖值

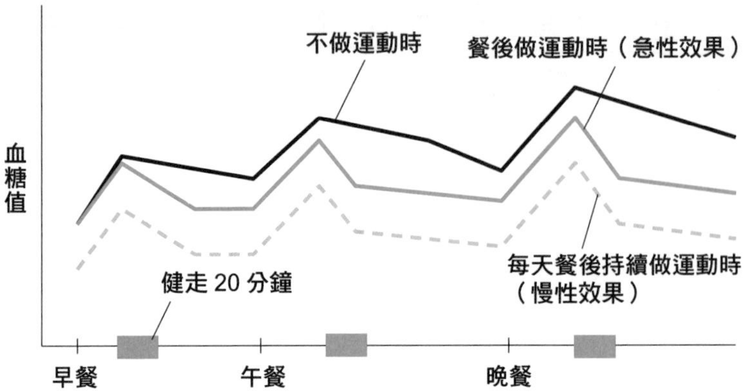

餐後健走 20 分鐘，可降低往上升高的血糖值。每天持續健走的話，經年累月之下，即可使平時或餐後血糖值不會飆升。
（根據本書監修：慶應大學田畑先生的資料製作而成）

一提到糖尿病，或許會給人一種迷思：「胖子才會得的疾病」。的確，因暴飲暴食的生活習慣，而導致血糖值上升的人，多少都有偏胖的傾向；但事實上，即使是偏瘦的體型，只要生活習慣不佳還是很可能會罹患糖尿病，還請大家特別留意！

另一方面，也會有一些人在上了年紀後肌肉量減少，於是**覺得外出很麻煩，或是每天活動量變少，結果就算沒發胖，**

糖分還是會過多，導致血糖值升高。類似這樣的人，一定得做肌肉訓練增加肌肉量，使自己的身體能夠妥善消耗糖分。

運動必須感到「吃力」才有效

餐後一定要做有氧運動，而且還得做肌肉訓練，針對下半身好好鍛鍊。對於過去幾乎沒在做運動的人而言，可能會覺得這樣的門檻實在很高。

想要改善糖尿病，在做有氧運動時，還必須做到「稍微吃力」的程度才行。健走時小步小步地隨意走走的話，能夠使用到的肌肉很少，並無法有效率地消耗掉糖分。藉由運動大量地使用身體的糖分之後，通常每一個人都會感覺「疲勞」；因此反過來說，不太累的輕鬆運動，做再久還是消耗不了多少的糖分。

話雖如此，缺乏運動，時常飽食甚至是過食且生活不規律的人，突然要他投入吃力的有氧運動或是肌肉訓練，想必十分困難；因此建議大家，一開始做些輕鬆的健走或是肌肉訓練也好，餐後養成動一動身體的習慣，再慢慢地提高運動強度。否則餐後每次都健走二十分鐘，另外再做肌肉訓練的話，恐怕很快就會挫折感十足。

為了使大家更容易針對自己的身體狀況來運動，甚至對運動產生信心與動力，我為有糖尿病問題困擾的人，設計了**結合有氧與肌肉訓練**，**有助於降低血糖值的對症運動**。做一組約二分半鐘，慢慢做也只要四分鐘左右就能完成，因此十分推薦給忙碌人士來做。

實際做過之後，缺乏運動的人可能會感覺「相當吃力」喔！我將自下頁起，為大家介紹這項運動，請大家努力達成一次做二組的目標！

對症運動前請特別留意

疑似患有糖尿病的人，切記要取得醫生許可後「才可以做運動」。**正在服用降血糖藥物，以及注射胰島素接受藥物療法的人，運動期間必須小心「低血糖症狀」**。對於應在什麼時間點做多大強度的運動，須向醫生仔細諮詢。一般來說，正在服用藥物接受糖尿病治療的人，最好避免在容易引發低血糖的空腹時間做運動，此外請攜帶葡萄糖或餅乾等食物，以備血糖值過低時食用。

由於運動流汗後會使體內水分流失，血液會濃縮，因此又以糖尿病患者最容易引發脫水症狀，請務必勤加補充水分。在運動前後，或是運動期間，若要補充水分，也請記得喝水或飲用不含咖啡因之飲品。

肥胖以及膝蓋或腰部會痛的人，則建議從事對下半身負擔較少的自行車運動，或是水中健走運動等。

若自身患有糖尿病「三大併發症」時，請特別留意自身的情形；患有三大併發症者，有些人無法進行運動療法，或是有所限制，因此在運動前建議先請教醫師的專業建議。

所謂的糖尿病三大併發症，就是「**糖尿病網膜症**」、「**糖尿病腎臟病變**」以及「**糖尿病神經病變**」這三種疾病。重度糖尿病網膜症的人，有時會在做運動時，因血壓變動而影響到網膜血管，進而引發出血現象。至於糖尿病腎臟病變，則有研究報告指出會因為運動的關係，使得蛋白尿排泄增加，因此應避免「劇烈運動」。

另外，如有輕度手腳麻痺的神經病變，進行運動療法倒是無妨，但是自律神經異常時，容易引起頭暈目眩或是心律不整，所以須多加留意。假使有發生足部潰瘍，或是壞疽的話，請上醫院接受治療。

請大家留意上述注意事項，養成做運動降低血糖值的習慣吧！

糖尿病對症運動

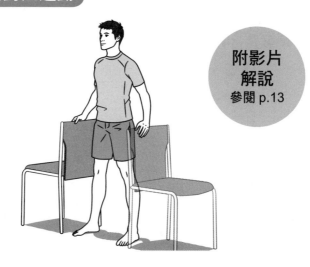

附影片
解說
參閱 p.13

依照下述①～⑨的順序，花 2 分 30 秒～ 4 分鐘左右的時間做完。以 2 組為目標。無法取得平衡時，可稍微扶著椅背一邊做運動。

① 雙腳反覆深蹲
↓
② 前後反覆深蹲（右腳在前）
↓
③ 前後反覆抬膝（右腳在前、左膝抬高）
↓
④ 前後反覆深蹲 & 抬膝（右腳在前、左膝抬高）
↓
⑤ 雙腳反覆深蹲
↓
⑥ 前後反覆深蹲（左腳在前）
↓
⑦ 前後反覆抬膝（左腳在前、右膝抬高）
↓
⑧ 前後反覆深蹲 & 抬膝（左腳在前、右膝抬高）
↓
⑨ 雙腳反覆深蹲 & 輪流抬膝

糖尿病對症運動

① 雙腳反覆深蹲

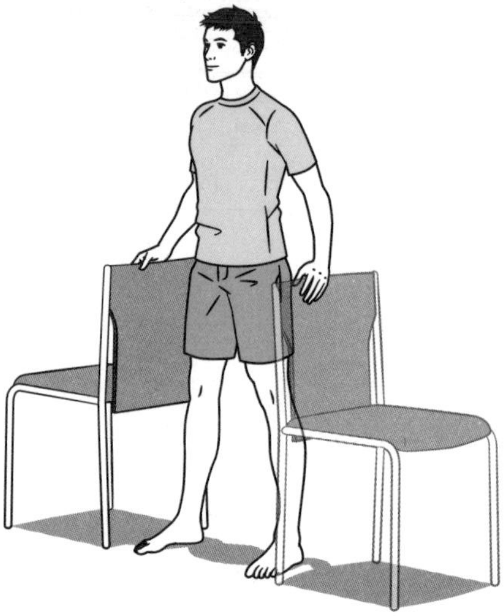

1

雙腳打開與腰同寬站好。一邊將臀部頂出去，一邊使腰部往下移動。

10 次

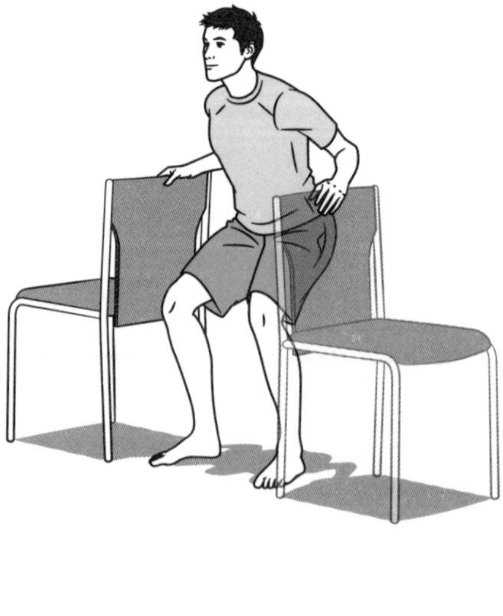

2

須留意膝蓋不能超出腳尖。腰部往下移動後再站起來，回到「1」的姿勢。這個動作要有節奏地重覆 10 次。

糖尿病對症運動

② 前後反覆深蹲（右腳在前）

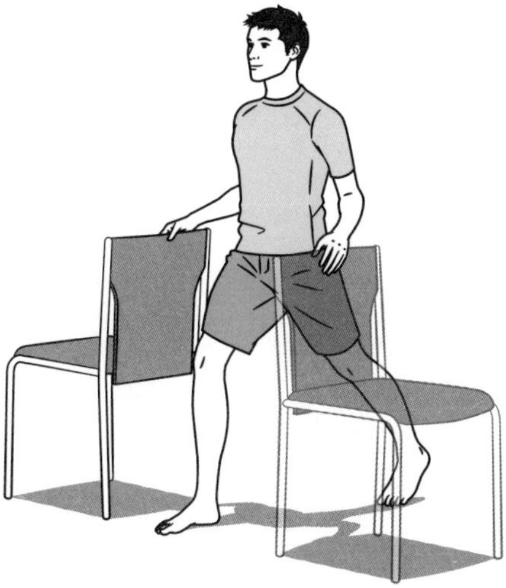

1

雙腳前後打開一大步，使腰部往下移動，目標要讓往前伸出的右腳大腿，能與地面呈平行。

↓↑ 10 次

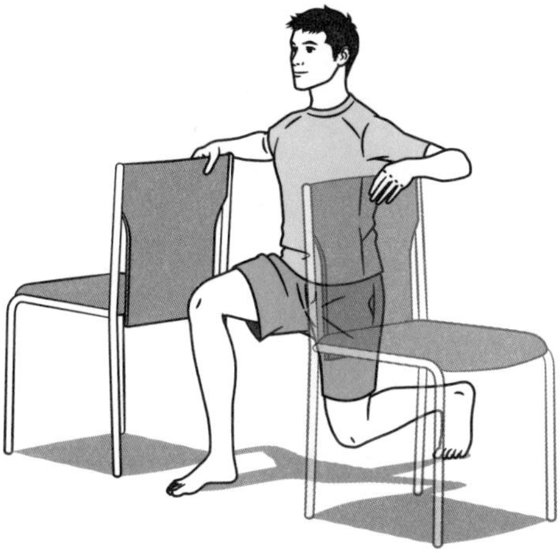

2

腰部往下移動後再站起來，回到「1」的姿勢。這個動作要有節奏地重覆 10 次。

糖尿病對症運動

③ 前後反覆抬膝（右腳在前、左膝抬高）

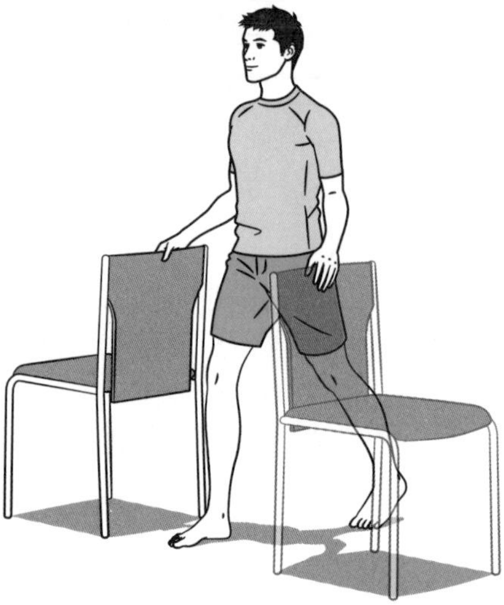

1

雙腳前後打開一大步。

↓↑ 10 次

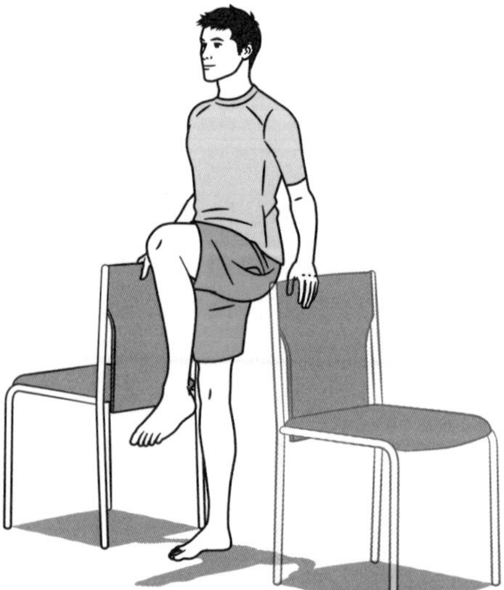

2

將往後拉的左腳膝蓋盡量抬高。腹肌用力以免身體搖晃。這個動作要有節奏地重覆 10 次。

糖尿病對症運動

④ 前後反覆深蹲＆抬膝（右腳在前、左膝抬高）

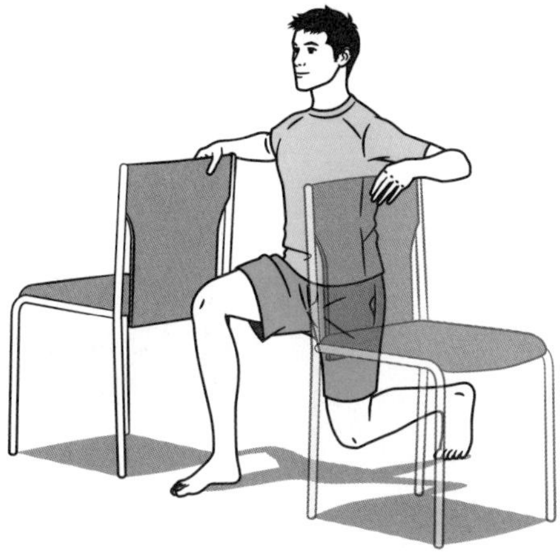

1

雙腳前後打開一大步，使腰部往下移動，目標要讓往前伸出的右腳大腿，能與地面呈平行。

↓↑ 10 次

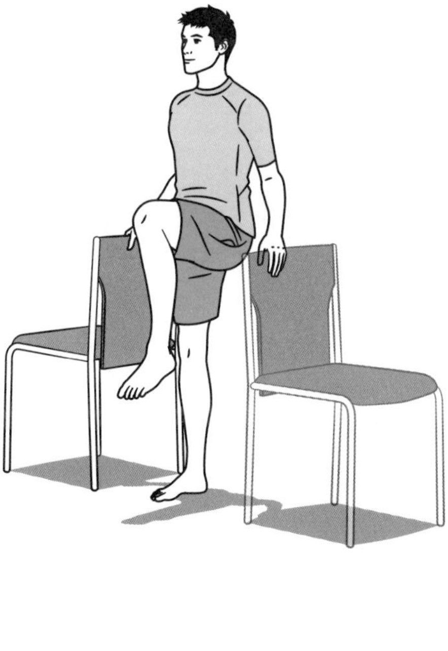

2

一邊站起來，一邊將後方的左腳膝蓋盡量抬高，且腹肌用力以免身體搖晃。這個動作要有節奏地重覆 10 次。

糖尿病對症運動

⑤ 雙腳反覆深蹲　※ 與①相同

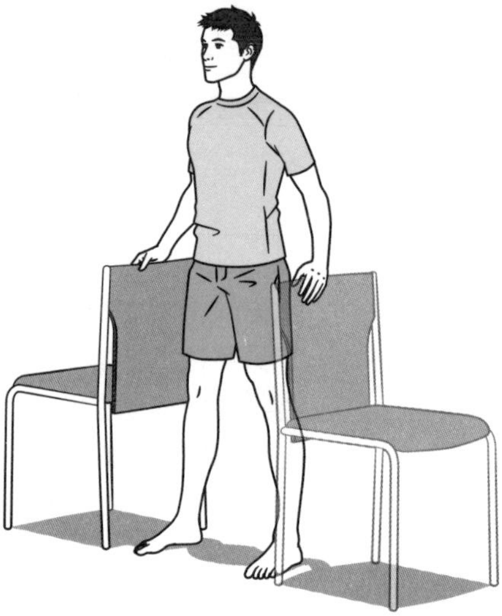

1

雙腳打開與腰同寬站好。一邊將臀部頂出去，一邊使腰部往下移動。

↓↑　10 次

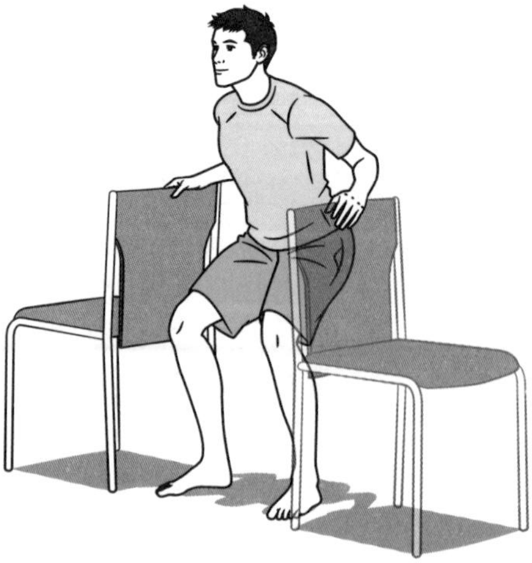

2

須留意膝蓋不能超出腳尖。腰部往下移動後再站起來，回到「1」的姿勢。這個動作要有節奏地重覆 10 次。

⑥ 前後反覆深蹲（左腳在前）

※ 與②左右腳換邊做

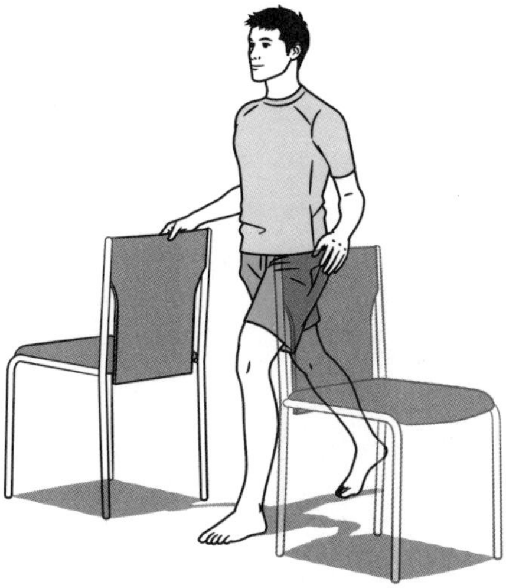

1

雙腳前後打開一大步，使腰部往下移動，目標要讓往前伸出的左腳大腿，能與地面呈平行。

10 次

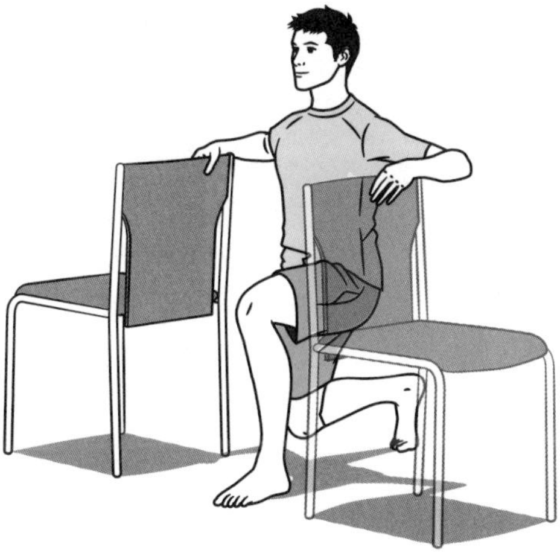

2

腰部往下移動後再站起來，回到「1」的姿勢。這個動作要有節奏地重覆 10 次。

糖尿病對症運動

⑦ 前後反覆抬膝（左腳在前、右膝抬高）

※ 與③左右腳換邊做

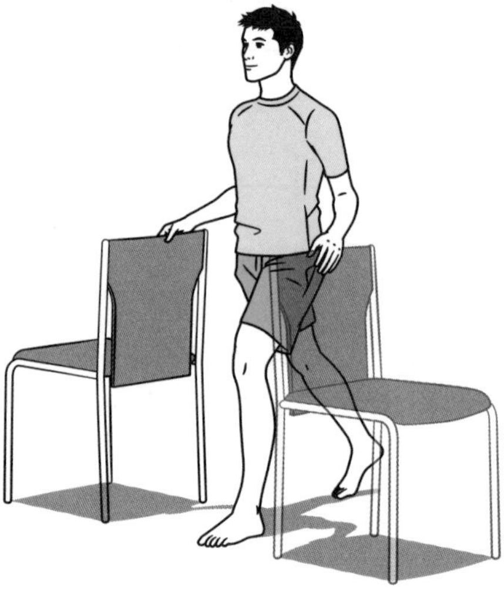

1

雙腳前後打開一大步。

↓↑ 10 次

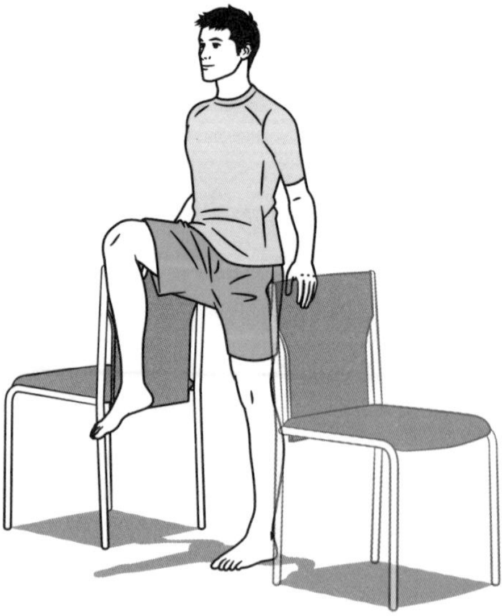

2

將往後拉的右腳膝蓋盡量抬高。腹肌用力以免身體搖晃。這個動作要有節奏地重覆 10 次。

糖尿病對症運動

⑧ 前後反覆深蹲＆抬膝（左腳在前、右膝抬高）

※ 與左右腳換邊做

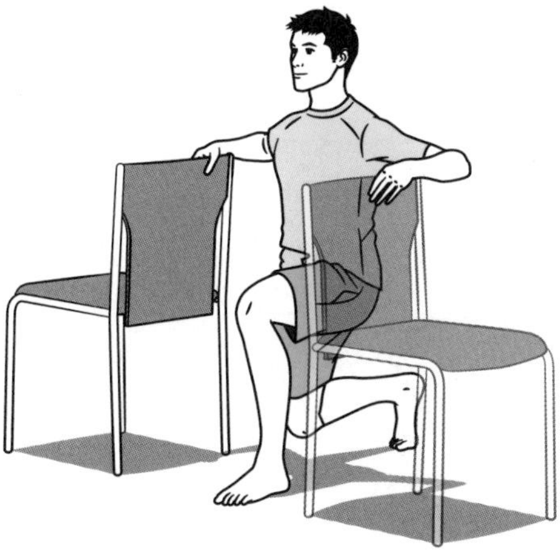

1

雙腳前後打開一大步，使腰部往下移動，目標要讓往前伸出的左腳大腿，能與地面呈平行。

↓↑ 10 次

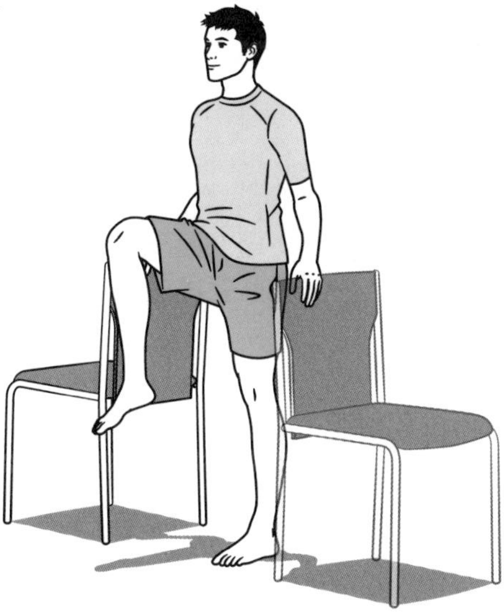

2

一邊站起來，一邊將後方的右腳膝蓋盡量抬高，且腹肌用力以免身體搖晃。這個動作要有節奏地重覆 10 次。

糖尿病對症運動

⑨ 雙腳反覆深蹲＆輪流抬膝

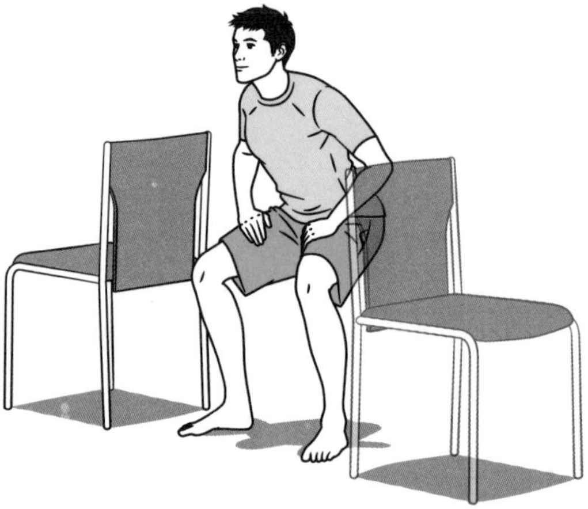

1

雙腳打開與腰同寬，一邊將臀部頂出去，一邊使腰部往下移動。

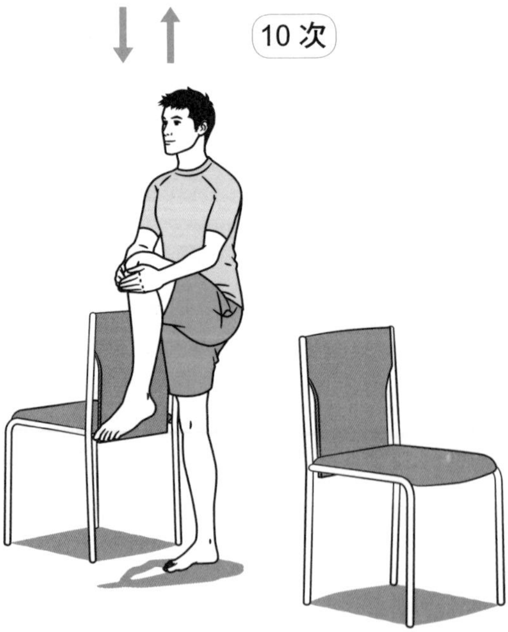

2

一邊站起來，一邊將單腳膝蓋盡量抬高，且腹肌用力以免身體搖晃。這個動作要左右腳輪流，有節奏地重覆 10 次。

餐後血糖值也不能掉以輕心

健檢時檢測出來的血糖值，共有「空腹血糖值」與「HbAlc」。除了這些檢查之外，想要調查餐後血糖值會上升多少，通常會在健檢時以額外自選項目的方式，進行「七十五公克口服葡萄糖耐糖測試」。

這項測試是在測量空腹血糖值後，一次喝下內含相當於七十五公克葡萄糖的測試飲料，再於三十分鐘後、一小時後、二小時後測量血糖值。藉由這個測試，可進一步詳細檢測出受檢者的胰島素如何對升糖負荷產生作用。

據說在歐美國家空腹血糖值高的人較多，反觀日本人則是餐後血糖值高的人占多數。就算空腹時血糖值低，但在餐後血糖值上升的話，還是會造成血管損傷，因此這種狀態有時會被認定為「即將罹患糖尿病」。有此疑慮的人，請測試看看餐後血糖值。

糖尿病判定基準

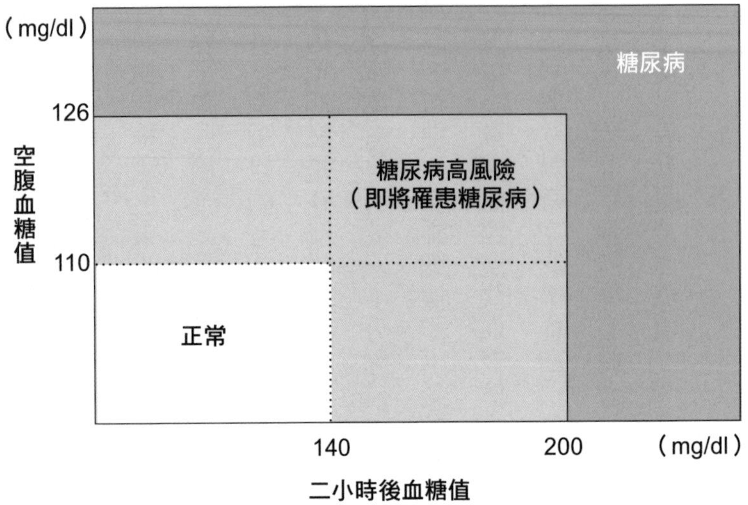

糖尿病是依據「空腹血糖值」，與「七十五公克口服葡萄糖耐糖測試」二小時後的血糖值結果進行判定。這裡提到的「臨界」，意指即將罹患糖尿病。

（根據日本糖尿病學會「2016 糖尿病診療指引」製作而成）

靠有氧運動燃燒諸惡之源的「內臟脂肪」！

【會出現哪些症狀？】

內臟脂肪囤積，引發高血壓、脂質異常、高血糖。

【該做哪些運動？】

做肌肉訓練使脂肪容易燃燒後，再做有氧運動！

代謝症候群，英文稱作metabolic syndrome，一般人通常會聚焦在健檢時所測量的腰圍，例如「男性超過九十公分，女性超過八十公分」這樣的條件上，其實並不僅止於此，除了腰圍之外，當下述四個條件符合二個以上時，就會被診斷為代謝症候群。

- **中性脂肪值一五〇mg/dL以上。**

・HDL（好的）膽固醇偏低，男性低於四〇mg/dL，女性低於五〇mg/dL。
・收縮壓一三〇mmHg以上，或是舒張壓八五mmHg以上。
・空腹血糖值一〇〇mg/dL以上。

代謝症候群也稱作「內臟脂肪症候群」，因為過食或是不均衡的飲食，以及缺乏運動等因素，導致內臟脂肪囤積，這種情形將引起脂質異常（中性脂肪或是膽固醇異常）、高血壓、高血糖等症狀，所以未來恐會演變成腦溢血或心臟病。

代謝差，內臟脂肪自然容易囤積

如此惱人的內臟脂肪，為什麼會囤積在身上呢？內臟脂肪的作用，是將多餘熱量暫時蓄積起來，因此當身體消耗的熱量，比經由飲食攝取的熱量少時，內臟脂肪就會增加。所以缺乏運動的人，內臟脂肪便容易囤積。

依據厚生勞動省於二〇一六年公布的「國民健康・營養調查」結果顯示，平時有運動習慣的人，男性占了二三・九%，女性為一九%（**二十至六十四歲**），尤其三十幾歲的族群所占比例最低，男性為一八・四%，女性為九・八%，所以事實上很多人都可能有罹患代謝症候群的風險。

人體的「基礎代謝率」，會隨著年齡增長而下降。所謂基礎代謝率，就是在無所事事的狀態下，身體為了維持生命活動必須消耗的熱量。

成年後，隨著年紀增長下，基礎代謝率會變差，此外再加上世界變得愈來愈便利，以致於走路或爬樓梯等活動愈來愈少，於是罹患代謝症候群的風險才會愈發增加。

消除鮪魚肚，這樣做才正確！

很多人以為「代謝症候群等於肥胖」，其實只有「內臟脂肪型肥胖」才與代謝症候群有關係。當脂肪附著在內臟周圍，就會變成有著鮪魚肚的身材，常見於三十歲以上的男性身上。

反觀因皮下脂肪所導致的肥胖，一般稱作「皮下脂肪型肥胖」，脂肪主要囤積在腰部周圍、臀部以及大腿等下半身的部位，這類型的肥胖，則好發於女性身上。

說實話，相較於皮下脂肪，內臟脂肪更容易囤積，不過也比較容易藉由運動及飲食的改善加以消除。然而，卻有不少人會想藉由做腹肌運動來緊實突出的腹部，但這種作法的實際成效並不佳；因為就算你做了腹肌運動，還是只能鍛鍊到接近體表的肌肉群，並無法消除位於體內的內臟脂肪（詳細原因將於第六章作解說）。

想要消除內臟脂肪，最有效的作法，是從事「健走」以及「慢跑」這類的有氧運動。會令人稍微氣喘噓噓的有氧運動，可同時使用到「脂質」與「醣類」作為熱量來源。

我在之前的說明中曾提過，想要降低血糖值，有氧運動必須做到「稍微吃力」程度才行，因為激烈運動到會使人氣喘噓噓時，「醣類」消耗的比例才會增加，但是想要消除內臟脂肪的話，強度稍低一些也無妨。

讓有氧運動效益最大化

究竟有氧運動要做到什麼程度才行呢？依據美國運動醫學會的標準，建議一天做運動要超過三十分鐘。這並不是要你一次一定要做超過三十分鐘的運動，分開來做也沒關係。

過去常說，做有氧運動必須超過二十分鐘，脂肪才會燃燒，其實這是錯誤的觀念。**就算你一天做三次十分鐘的運動，也能夠充分燃燒脂肪，維持身體健康**。

而且依據二〇一七年三月，由英國羅浮堡大學蓋瑞・歐唐諾凡（Gary O'Donovan）博士等人主導的研究團隊發表論文[2]顯示，將相當於每天做三十分鐘的運動，於週末一次做完的話，也能展現十足的效果。也就是說，就算你在週末做二次長達九十分鐘的運動，同樣能獲得一天做三十分鐘運動，並做滿六天的效果。

只不過，突然要做長時間的運動門檻較高，因此缺乏運動的人，可能還是一天分成數次，做短時間的運動較為理想。

長時間持續做有氧運動，會給人脂肪消減速度較快的錯覺，其實並非一概而論。結束有氧運動之後的那段時間，脂肪會因為體內餘熱的關係而進行循環，這種狀態稱作「運動後過攝氧量（EPOC）」，據說在運動後，消耗的卡路里會增加，且會持續大約二至四小時。總之，就是一天做數次短時間的運動，愈能看出EPOC的效果。

一說到有氧運動，大家第一個會聯想到的就是健走（**有效的健走方式，將於第八章作介紹**）。只不過健走基本上都得外出進行，因此天氣不佳時便無法外出運動。雖然也能上健身房在跑步機上健走，但是因為這點需求就加入健身房的話，還是會叫人猶豫萬分。

因此，這次要為大家介紹，利用「階梯踏板」做有氧運動，也就是所謂的「踏板運動」。這樣不管天氣好不好，都能在有空調的室內，邊看電視邊做運動。沒有階梯踏板的人，請善用家中樓梯等處的高低落差來進行。

除了一般的「基礎踏板運動」之外，還會搭配橫跨階梯踏板的「跨板」動作，以及在階梯踏板上，將膝蓋抬高的「抬膝」動作，即可提升運動強度。當然階梯踏板的高度，以及上上下下的速度都能加以調整。請大家以適合自己的運動強度，持續做十五分鐘的踏板運動。

---

2 JAMA Intern Med. 2017;177(3):335-342

代謝症候群對症運動

① 基礎踏板運動

附影片
解說
參閱 p.13

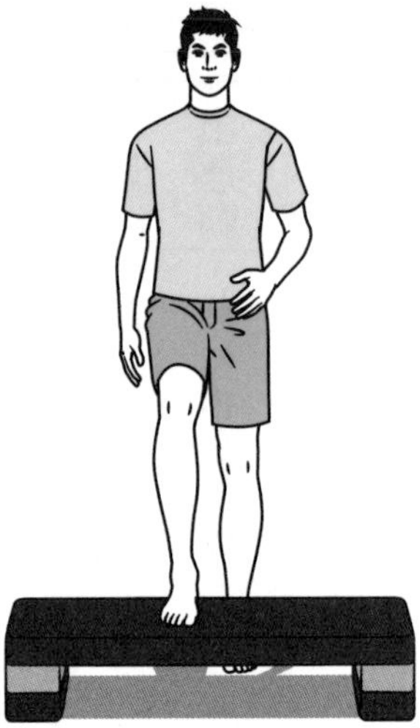

1

在階梯踏板前站好。將單腳踏在階梯踏板上。

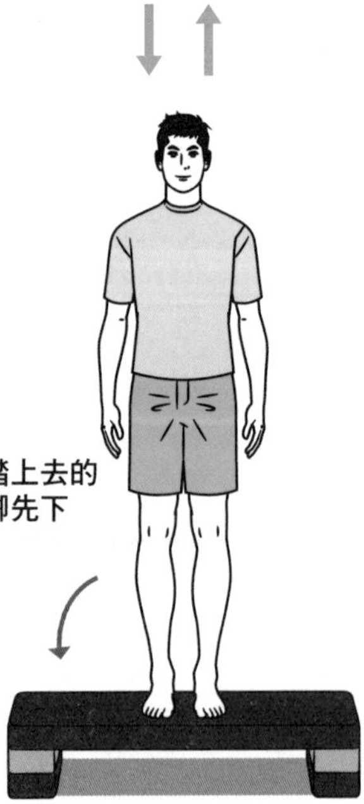

2

另一隻腳也踏在階梯踏板上。下來地板時，從先踏上階梯踏板的那隻腳先下。花 1 秒鐘踏上階梯踏板，再花 1 秒鐘下來地板。每 30 秒鐘變換先踏上階梯踏板的那隻腳，持續做 15 分鐘。

代謝症候群對症運動

② 基礎踏板運動＆抬膝

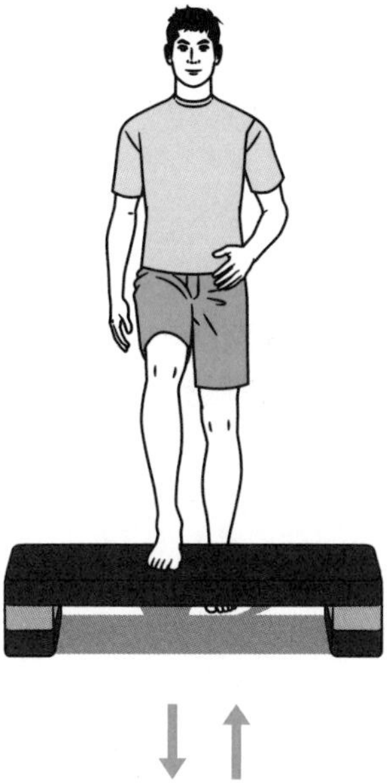

1

在階梯踏板前站好。將單腳踏在階梯踏板上。

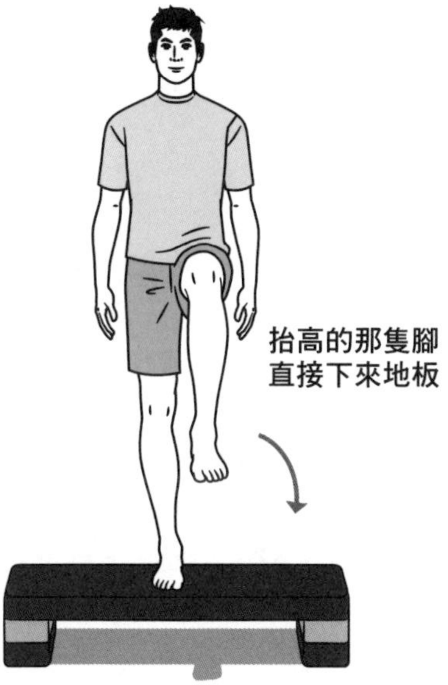

2

另一隻腳往胸部的方向抬高。抬高的那隻腳直接回到地板上，離開階梯踏板。花 1 秒鐘抬膝，再花 1 秒鐘下來地板。每次變換先踏上階梯踏板的那隻腳，持續做 15 分鐘。

代謝症候群對症運動

③ 跨板

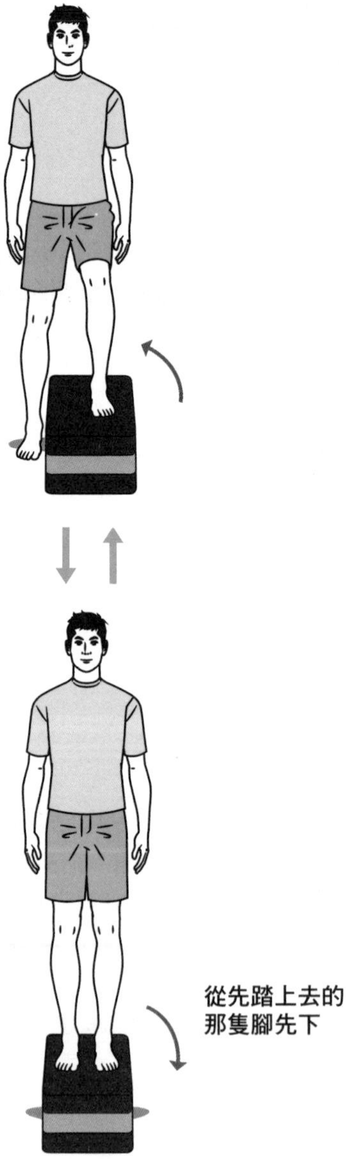

1

橫跨階梯踏板後站好。將單腳踏在階梯踏板上。

2

另一隻腳也踏在階梯踏板上。下來地板時，從先踏上階梯踏板的那隻腳先下。花 1 秒鐘踏上階梯踏板，再花 1 秒鐘下來地板。每 30 秒鐘變換先踏上階梯踏板的那隻腳，持續做 15 分鐘。

代謝症候群對症運動

④ 跨板＆抬膝

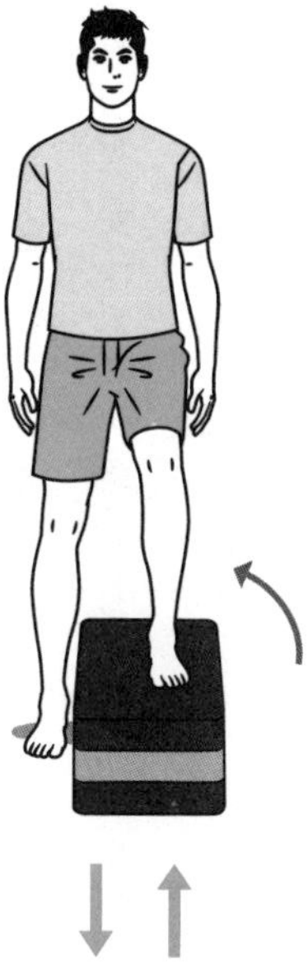

1

橫跨階梯踏板後站好。將單腳踏在階梯踏板上。

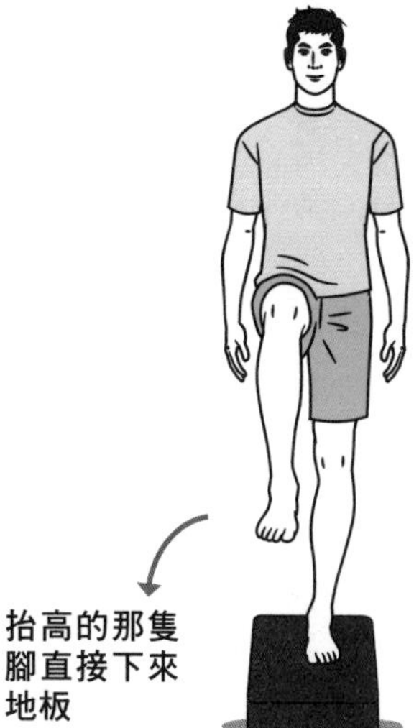

2

另一隻腳往胸部的方向抬高。抬高的那隻腳直接回到地板上，離開階梯踏板。花 1 秒鐘踏上階梯踏板，再花 1 秒鐘下來地板。每次變換先踏上階梯踏板的那隻腳，持續做 15 分鐘。

肌肉訓練使脂肪燃燒效率更好！

想要改善代謝症候群，除了有氧運動，藉由肌肉訓練增加肌肉量，使基礎代謝率提升，也能看出不錯的效果。缺乏運動會導致肌肉量減少，因此基礎代謝率會變差，導致內臟脂肪增加，為了預防這種現象，尤其應鍛練大塊肌肉集中的下半身，這點和前述解說過的與預防糖尿病的原理相同。

做肌肉訓練，就能促進生長激素以及腎上腺素等賀爾蒙的分泌，因此會使身體容易分解脂肪，所以在後續做健走或慢跑等有氧運動後，即可進一步提升燃燒脂肪的效率。話雖如此，為了改善代謝症候群而投入運動時，身材肥胖且體重較重的人，還是得多加留意。在**體重過重的狀態下進行激烈運動的話，膝蓋或腳踝等處恐有受傷之虞**。

最理想的作法就是先檢討飲食習慣，減輕體重後再慢慢增加運動量。只不過，想單靠飲食療法減去脂肪的話，有可能連肌肉也會減少，因此我建議

肥胖者也要留意「坐下來的時間有多長」

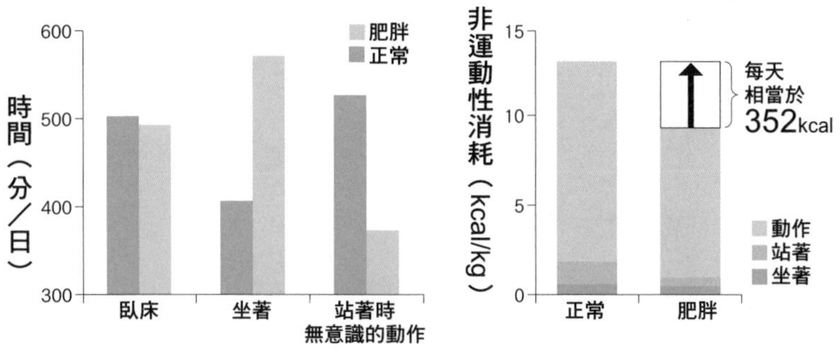

肥胖的人，一整天坐著的時間較長，或是除了運動以外的日常活動代謝量（非運動性消耗、NEAT）較低，二者每天差距相當於 352kcal[3]。

大家參考第八章，「訓練師建議一天吃十四種食物」中解說的方法。參考這些作法，即可確保運動所需的醣類，以及作為肌肉原料的蛋白質，讓你攝取到均衡營養，抑制整體卡路里的攝取。

另外也有研究指出，愈是肥胖的人，一整天坐著的時間愈長；而且除了運動以外，諸如做家事、通勤、購物等日常活動的代謝量也比較低。這表示**體重較重且坐著的時間又長的人，必須積極檢討自己的生活習慣**。

3 Science. 2005;307:584-6

血壓「稍高」也會增加罹病風險

【會出現哪些症狀？】
血壓升高，將導致動脈硬化。

【該做哪些運動？】
有氧運動、自重肌肉訓練。

「你的血壓很高，平時有在做運動嗎？」可能很多人在健檢時，都會被問到這個問題。隨著年齡增長，血管變硬，血壓變高的人愈來愈多，而且身材較胖的人，也相較更容易出現血壓升高的傾向。

血壓是指心臟將血液打出去時，施加在動脈內側的壓力。被診斷為高血壓的人，意指在診療室測量的「收縮壓」，也就是數字較高的血壓，在一四〇 mmHg 以上，或是「舒張壓」，也就是數字較低的血壓，在九〇 mmHg

以上。血管會因為血流壓力的關係，進而變大或擴張，還會收縮以防裂開。當血壓一高，就容易損傷血管內壁，因此會逐漸變厚且失去彈性，引發動脈硬化。因此，引發各種疾病的風險就會升高，例如狹心症或心肌梗塞等缺血性心臟病、腦梗塞或腦溢血、腎臟病等等。

藉由「稍微吃力」的有氧運動降低血壓

依據厚生勞働省每三年所實施的「患者調查」結果顯示，推估高血壓的人在二〇一四年達一千零十萬八千人，據悉比上一次調查，增加了大約一百零四萬人。由於飲食習慣的變化，以及缺乏運動導致肥胖等因素影響下，罹患高血壓的人與日俱增。

一旦得了高血壓，可能很多人都會以為必須保持平靜避免激動，而更不願意運動，其實運動療法對於高血症也十分見效。

想要降低血壓，「減鹽」、「減肥」、「戒菸」以及「運動」為「四大法寶」，但是忽然沒頭沒尾地要你去「做運動」，應該很多人會無所適從。

想要改善高血壓，我建議每一天幾乎都要做三十分鐘感覺「稍微吃力」的運動才行。運動的種類方面，則推薦大家做些健走、輕慢跑、水中運動、自行車這類的有氧運動。

另外，也有好幾份研究報告指出，**做肌肉訓練也能降低血壓，只是類似得使勁承受不輕的重量訓練，將導致血壓急速上升，因此最好避免。**想做肌肉訓練的話，建議做一些善用個人體重的訓練，即所謂「自重訓練」。

「低空飛過」也不代表健康無憂

承前所述，高血壓的診斷標準，為收縮壓超過一四〇 mmHg，舒張壓超過九〇 mmHg。參閱健檢報告後，當收縮壓為一四〇，舒張壓不到九〇時，

高血壓的診斷標準

分類		收縮壓（高）	舒張壓（低）
正常血壓	理想血壓	120	80
	正常血壓	120 ～ 129	80 ～ 84
	臨界高血壓	130 ～ 139	85 ～ 89
高血壓	高血壓一期	140 ～ 159	90 ～ 99
	高血壓二期	160 ～ 179	100 ～ 109
	高血壓三期	≧ 180	≧ 110
	單純收縮高血壓	≧ 140	<90

於診療室測量的血壓（mmHg）
（根據日本高血壓學會「二〇一四高血壓治療指引」製作而成）

可能有些人會以為「低空飛過！」而放下心中大石。

但事實上「低空飛過」並不是個好現象，我會這麼說，是根據日本高血壓學會「二〇一四高血壓治療指引」的內容所示，當收縮壓在一三〇至一三九，舒張壓為八十五至八十九時，被定義為**「臨界高血壓」，雖然不到高血壓的境界，但是心臟病及腦溢血的風險會升高，因此必須努力降低血壓才行。**

從事運動的期間，血壓會暫時上升，因此須視高血壓的程度而定，有些人並不可以做運動。雖說是高血壓，但是程度也有分成好幾個等級，因此做運動之前，必須向醫生仔細諮詢。

參閱高血壓的診斷標準表的標準，可以做運動的人，為高血壓二期以下的人，超出二期的人，在開始運動前，必須先讓血壓降下來才行。因為血壓過高，血管的負擔會增加，將有致命的危險。

此外，如為高血壓一期的人應在三個月以內、二期的人應在一個月以內，試著「改善生活習慣」，倘若這樣仍無法改善高血壓的話，便需要服藥治療。高血壓三期的人，則須立即服藥治療。有關於改善生活習慣的部分，指引中已將重點彙整出來，請大家參考看看。

「高血壓」患者生活習慣必須改善的重點

1	減鹽	一天不能超過 6 公克。[註1]
2	食物	積極攝取蔬菜水果（但是糖尿病的人要留意水果的食用量）。減少脂肪攝取，多吃青魚類。
3	減重	須減至 BMI 25 以下。[註2]
4	運動	一天要做 30 分鐘以上的有氧運動。
5	節酒	換算成純酒精後，男性一天不能超過 20 ～ 30ml，女性不能超過 10 ～ 20ml。[註3]
6	戒菸	抽菸後血壓會上升，香煙內含的有害物質也會損傷血管內膜，因此須戒菸，同時也要預防二手菸。

註 1：含鹽量的參考依據＝ 1 大匙醬油約 2.6 公克，1 大匙味噌約 2 公克，拉麵約 5 公克，咖哩飯約 3 公克。

註 2：BMI ＝體重 kg÷（身高 m）^{2}。

註 3：25ml 酒精的參考依據＝中瓶啤酒 1 瓶，日本酒／葡萄酒 180ml，燒酎 108ml，威士忌 1 杯。

（根據日本高血壓學會「2014 高血壓治療指引」製作而成）

血壓也會因地而異

其實血壓會因為「量測的人不同」，而出現不同的結果。有些人可能曾經在診療室量血壓時，過於緊張而出現血壓很高的情形，這種情形稱作「**白衣高血壓**」，因為在診療室量血壓太緊張導致壓力過大，才使血壓比平時來得高。

反觀還有另一種類型，則是在診療室量血壓時很正常，自己在家一量，結果卻是高血壓，這種情形稱作「**假性高血壓**」，單憑在診療室量到的血壓，容易忽視高血壓的症狀而造成危險，因此須多加留意。

總觀來說血壓偏高的人，平時切記養成居家測量血壓的習慣，這樣一來，才能知道經改善生活習慣後，血壓是否降下來了。此外，在運動之前，也務必測量血壓。

血脂異常症

中性脂肪、膽固醇也能靠運動改善！

【會出現哪些症狀？】
血液中的中性脂肪及膽固醇濃度出現異常。

【該做哪些運動？】
有氧運動以及肌肉訓練。

血液中的中性脂肪，以及ＬＤＬ（不好的）膽固醇過多，在過去會稱作「高脂血症」，這種疾病被視為與動脈硬化有關係。

但是ＨＤＬ（好的）膽固醇過少的話，同樣容易演變成動脈硬化，因此符合下述條件時，統一稱作「**脂質異常症**」。

- 總膽固醇值（非禁食）二〇〇 mg/dL 以上。

・中性脂肪（triglyceride）值一五〇 mg/dL 以上。
・LDL（不好的）膽固醇值一三〇 mg/dL 以上。
・HDL（好的）膽固醇值未達四〇 mg/dL。

引發動脈硬化最主要的原因

中性脂肪及LDL膽固醇過多的話，會演變成動脈硬化，因此被視為健康的敵人，但是對身體來說，當然也不能少了它們的存在。中性脂肪是繼醣類之後，用來作為熱量的營養成分，而膽固醇分解後會形成細胞膜，用作賀爾蒙的材料。只不過，未經使用而多出來的中性脂肪，將蓄積在身上變成皮下脂肪及內臟脂肪，還會使血中濃度升高，這樣將造成血管內膜損傷，進而導致動脈硬化。

LDL膽固醇，具有將膽固醇從肝臟運送至末梢組織的功能，但是過多將附著於血管壁上，是導致動脈硬化最主要的原因；反觀HDL膽固醇，則能將血管壁多餘的膽固醇送回肝臟，可避免演變成動脈硬化，因此被稱作「好的」膽固醇。

脂質異常症和糖尿病及高血壓一樣，都能藉由運動加以改善，不過一天至少要做到三十分鐘的有氧運動，或是將會有點氣喘噓噓的有氧運動，分成十分鐘共做三次也行。另外，藉由肌肉訓練提升基礎代謝，使身體容易消耗脂質，也是非常重要的一件事。

飲食方面又該如何攝取呢？在厚生勞働省的「日本人飲食攝取基準」中，自二〇一五年的版本開始，便將之前一直存在的膽固醇攝取限制予以取消了。但是被認定脂質異常的人，膽固醇的攝取量一天應控制在三百毫克以下，並減少動物性脂肪，增加魚類或植物性油脂的攝取。還有一旦醣類攝取過多，中性脂肪便容易增加，因此也需特別留意。

另外，脂質異常症也算是生活習慣病的一種，可能一般人會覺得，這是肥胖者才會得的病，但是未必如此。**凡是長期缺乏運動的人，或是上了年紀後外出不方便因而活動量減少的人，即便身材消瘦，有時候中性脂肪的數值還是很高，不可因此輕忽。**

這群人當中，有些人的肌肉中會囤積脂肪，形成「脂肪肌」。脂肪肌和內臟脂肪一樣，透過有氧運動以及肌肉訓練，就能加以燃燒。

身材不胖，但是中性脂肪卻很高的人，有可能有脂肪肌，因此請一定要開始做運動！

第 2 章

從根本治療肩膀、腰部、膝蓋疼痛

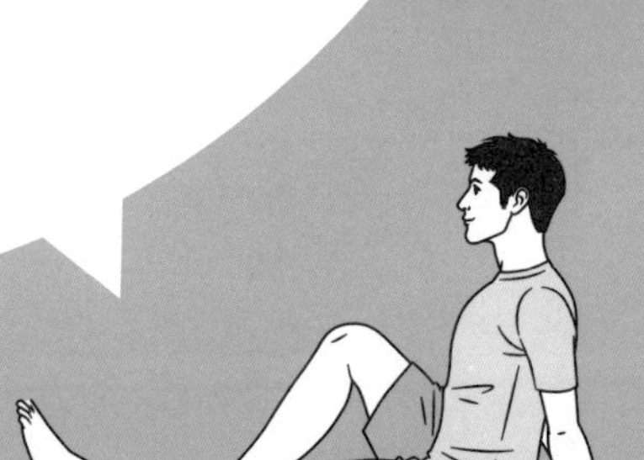

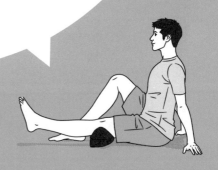

動態伸展運動可消除惱人的肩膀疼痛！

【會出現哪些症狀？】
肩頸周邊肌肉出現疼痛、緊繃及僵硬現象。

【該做哪些運動？】
藉由動態伸展運動改善血液循環。

飽受「肩膀痠痛」或「腰痛」的人，想必非常之多。依據厚生勞働省於二〇一六年的「國民生活基礎調查」結果顯示，自覺有生病或受傷的人，男性以「腰痛」的比例最高，其次為「肩膀痠痛」，女性以「肩膀痠痛」位居第一，第二名則是「腰痛」。

類似這些須上骨科求診的疼痛，最大特徵是容易演變成慢性化。即便上醫院拿藥，或是去按摩後能暫時緩解疼痛，時間一久，還是會再度復發。相信沒有人，「因為肩膀痠痛或腰痛上醫院求診後，就能一次根治不會復發」。因為借助藥物或按摩，大多無法從根本解決肩膀痠痛或腰痛的問題。

「肌力減退」靠按摩只能治標不能治本

本章將以這類須上骨科求診的疼痛，為大家舉例說明。首先從「肩膀痠痛」開始說起。肩膀痠痛，推測起因於長時間打電腦工作，或是搬動重物，以及眼睛疲勞及壓力等各種原因。假使肩頸只是稍微緊繃的狀態，藉由伸展運動或許可以暫時治好，但是若沒有治本的話，疼痛又會再次復發。日漸惡化之後，除了疼痛之外，有時候甚至會引發頭痛及噁心。

引發肩膀痠痛的根本原因，簡單一句話，就是「肩頸周邊肌肉僵硬，血液循環變差」。誠如前文介紹過的，在厚生勞働省的「國民生活基礎調查」中，反應肩膀痠痛的女性會如此眾多，可能就是因為一般來說女性肌力都比較差的緣故。

成人的頭部約有五到六公斤重，而頭部是藉由肩膀至頸部周圍，逾二十塊肌肉加以支撐。此外，支撐頭部往前傾倒的肌肉，主要為「頭夾肌」，但是當這塊肌肉的肌力格外衰弱時，就會對其他部位造成負擔，使肌肉經常陷入緊繃狀態，於是血液循環就會變差，因而發生緊繃或僵硬的現象。

因為肌力減退，進而引發慢性肩膀痠痛的人，無論站著或是坐著，姿勢都會變差，因此容易駝背，坐著時骨盆還會傾斜。

請大家試著做出後背挺直的姿勢，當你維持這個姿勢幾分鐘之後，應該會有某個部位感到十分疲勞，事實上這個部位正是肌力衰退的地方。

按摩有助於改善血液循環，因此能幫助我們暫時解除肩膀痠痛，所以按摩本身對身體有益。但是請大家仔細想想，按摩並不能強化肩頸周邊的肌力，因此無法從根本解決肌力不足的問題。

長時間固定伸展或收縮，都會使肌肉緊繃

接下來的話題有些專業，肌肉其實分成「固定伸展」與「固定收縮」這二種緊繃狀態。也就是說，肌肉有時會維持在伸展的狀態，反過來說，有時則會固定在收縮的狀態。

長時間打電腦的人，手臂會朝向鍵盤伸展開來，持續呈現前傾姿勢，於是會受到手臂重量的牽引，使得肩胛骨從後背的中心部位分離，朝外側打開。這樣一來，從頸部延伸到肩膀的斜方肌，以及菱形肌這類肩胛骨周邊的肌肉群，便會呈現固定伸展的狀態。

同時身體前側的肌肉，尤其是胸大肌，則會呈現固定收縮的狀態，因此肩膀周邊的肌肉群，將長時間維持不動。

肌肉像這樣在固定狀態下持續緊繃的話，血液循環會變差。**血液循環變差，意指氧氣及營養成分無法適度運送至肌肉，而且經代謝後製造出來的老**

廢物質也無法排出，結果才會衍生出僵硬、緊繃及疼痛。

此外，肌力已經衰退的人，若以不良姿勢長時間一直打電腦工作的話，肩膀痠痛的症狀，可能將愈發嚴重。

有效改善肩膀痠痛的動態伸展運動

想要放鬆因長時間維持相同姿勢，而引發的肌肉緊繃現象，應該做哪些運動才好呢？相信很多人都以為，解除肌肉緊繃現象，做伸展運動最為恰當。事實上伸展運動大致上可分成「靜態伸展運動」，以及「動態伸展運動」這二種，而**能有效改善肩膀痠痛的伸展運動，以動態伸展運動為主**。

靜態伸展運動，是將肌肉緩慢伸展開來，反觀動態伸展運動，則是積極地將手和腳往不同方向活動。一聽到伸展運動，多數人腦海中浮現的，應該都是靜態伸展運動。只不過，靜態伸展運動雖然可將固定收縮後的肌肉伸展鬆弛開來，卻無法放鬆固定伸展後的肌肉。因此，想要改善長時間打電腦等因素下，僵硬肌肉的血液循環時，動態伸展運動才能派上用場。

當你感覺肩膀痠痛的時候，請一定要嘗試看看接下來為大家介紹的，肩膀周圍的動態伸展運動。

藉由這套動態伸展運動，還能使全身代謝暫時提升，因此當你坐在辦公桌前突然想打瞌睡時，還能讓頭腦清醒一下。而且進入大腦的血液也會增加，使你精神一振，因此說不定還會靈光乍現，提升工作效率。

另外需要特別注意的是，肩膀痠痛或是頸部疼痛的人，也可能是因為「頸椎椎間盤突出」等疾病的關係。**當你出現長期嚴重肩膀痠痛、手臂發麻等症狀時，務必向醫生求診，確認是否可以做運動。**

也要多留意壓力引起的肩膀痠痛

除了因為肌力衰退，以及長時間維持同一個姿勢所造成的肌肉緊繃狀態之外，還有一個原因會嚴重導致肩膀痠痛——那就是壓力。當你因為工作上的壓力，或是私生活上的煩惱，以致於壓力過大時，將使得肌肉緊繃，造成肩膀痠痛。尤其是斜方肌上方部位，也就是頭蓋骨以下至肩膀這部分的肌肉，很容易因為精神上的壓力變得緊繃。

接下來這個案例與游泳選手有關，我指導的這位選手每到了大型比賽的前幾天，他就會覺得自己斜方肌異常緊繃且肩膀會嚴重痠痛。畢竟他是名游泳選手，不可能肌力衰退，更不會血液循環不良，但是他卻會出現肩膀痠痛的情形；因此我推估這就是因為他背負著必須拿出好成績，非贏不可的眾人期許，於是壓力過大才會導致肩膀痠痛。

即便不是運動選手，每個人也都會在不知不覺間，因為外在壓力或是內在壓力，而出現不明原因的肩膀痠痛；就算能靠按摩暫時緩解不適，終究無法完全根治。幸好透過動態伸展活動，動一動肩膀及肩胛骨周圍的肌肉，就能使肌肉放鬆，此外還能讓精神面的情緒緊張狀態鬆弛下來。因此當你感到壓力時，請一定要做做運動。

另外，想要放鬆精神面的緊張情緒，也可以嘗試看看第四章頁為大家介紹的**「漸進式肌肉鬆弛法」**，**除了能讓你一覺好眠之外，相信也能有效解除肩膀痠痛**。

肩膀痠痛對症運動

① 肩胛骨的三角運動

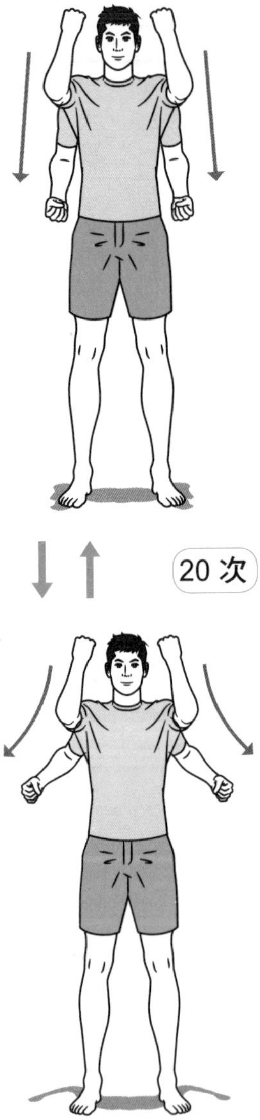

附影片解說

參閱 p.13

1

保持雙臂彎曲的狀態往上抬高，再筆直地放下來。

2

接著將雙臂往上抬高後，使手肘斜斜地打開，並同時放下。動作 1 與動作 2 要輪流有節奏地完成動作，用手肘描繪出三角形。

肩膀痠痛對症運動

② 肩胛骨的圓形運動

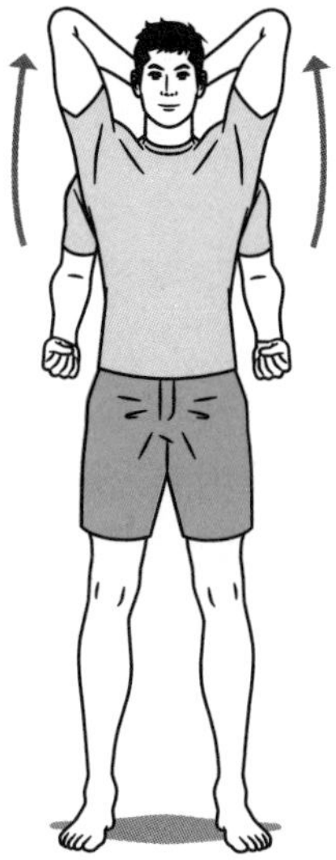

1

保持雙臂彎曲的狀態，大動作於前方往上抬高。

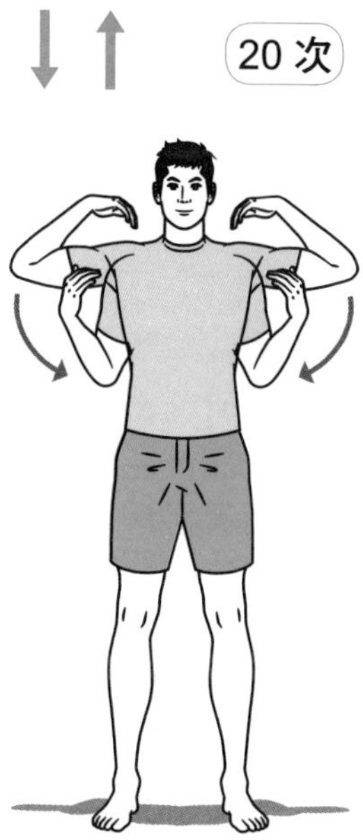

2

手肘抬高至正上方後，一邊將手肘打開使肩胛骨緊靠，再一邊放下來。有節奏地轉動，用手肘描繪出圓形。

肩膀痠痛對症運動

③ 肩胛骨的三角運動＆圓形運動

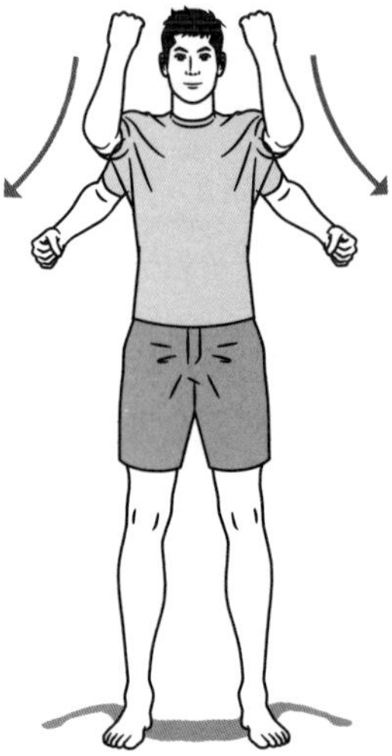

1

保持雙臂彎曲的狀態往上抬高，再使手肘斜斜地打開並同時放下。

20 次

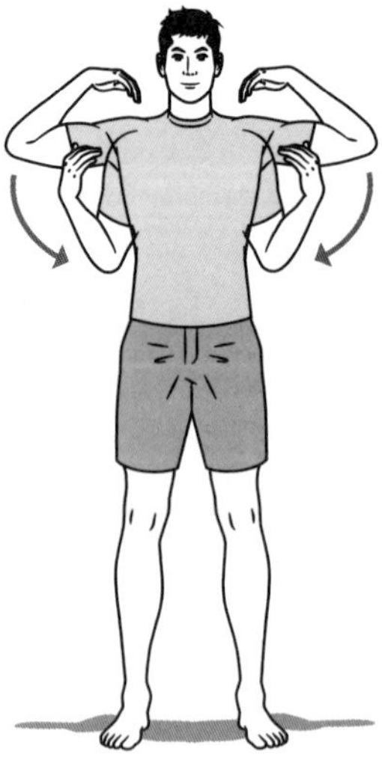

2

手肘大動作於前方往上抬高，抬高至正上方後使肩胛骨緊靠，再一邊將手肘打開一邊放下來，用手肘描繪出圓形。動作 1 與動作 2 要輪流有節奏地重覆動作。

肩膀痠痛對症運動

④ 肩胛骨的三角運動

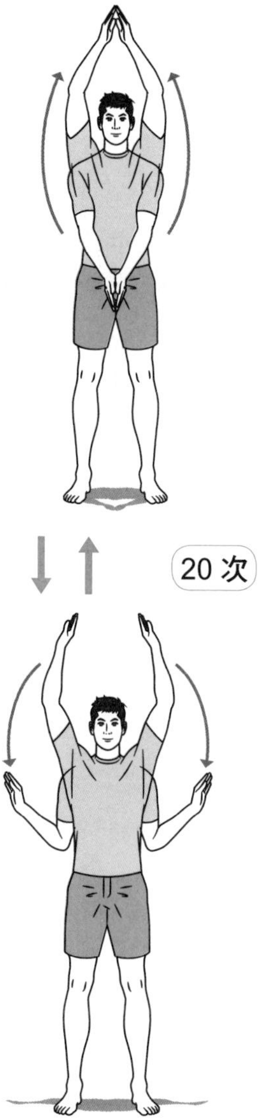

1

雙手於下方合十，並往正上方抬高。

2

於上方將手翻面，讓手肘慢慢地放下來。再次於下方將雙手合十，使動作 1 與動作 2 有節奏地重覆動作。

肩膀痠痛對症運動

⑤ 手肘靠攏與點頭運動

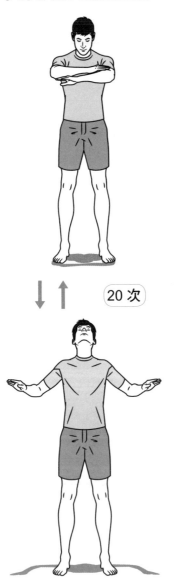

1

手肘彎曲後，使雙臂於身體前方重疊，並收下巴往下點頭。

2

打開手肘使肩胛骨緊靠的同時，將臉部朝上。讓肩胛骨靠攏的動作與頸部的動作同時進行。使動作 1 與動作 2 有節奏地重覆動作。

利用靜態伸展運動解除慢性腰痛

【會出現哪些症狀？】

腰部會疼痛或發炎。

【該做哪些運動？】

靜態伸展運動、健走等等。

依據厚生勞動省於二〇一三年公布的研究推算結果顯示，全日本有超過二千八百萬人身患腰痛，其中更以四十至六十幾歲這個年齡層的人占最多數。甚至有此一說：「終身不受腰痛所苦的人，數量僅占全日本人口的一至二成左右。」腰一痛起來，就會讓人不想活動，以致於活動量減少，生活品質也會下降。**活動量減少的話，代謝也會變差，因此有可能陷入體重增加，進而腰部負擔變大，導致疼痛加劇……**

八五%的腰痛找不出原因！

到底為什麼會腰痛呢？事實上，**整體來說只有一五%的人，能夠釐清腰痛的原因，剩下的八五%，都找不出特定原因**。

能夠釐清原因的人，都是透過影像診斷或是精密檢查，確定罹患了椎間盤突出，或是腰椎管狹窄症、重度脊椎病變、內臟疾病等等。

剩餘的八五%，也可能是因為某處肌肉或神經等處發生問題，但是經影像診斷卻無法判定出來。

另外，當無法判定原因時，也可能是罹患了心因性腰痛。根據日本骨科學會，與日本腰痛學會監修的「腰痛診療指引」指出，對於長達三個月以上的慢性腰痛，除了推薦使用消炎藥、止痛藥之外，也能使用抗焦慮藥物與抗憂鬱藥物加以治療。所謂的心因性腰痛，也就是因為壓力而導致腰痛，大家或許會感到十分意外，不過這些現象皆已經過研究加以證實。

依據福島縣立醫科大學，大谷晃司教授群的研究顯示，他們在測量不明原因腰痛患者的大腦血流後發現，其中七〇%的人，血流量都比健康人士還要少。美國西北大學針對這點發現進一步研究之後，確定是大腦的「依核」，這部位的機能減退了。

所謂的依核，是在疼痛信號送達大腦時，會發出指令排放止痛物質的部位。研究發現，當慢性壓力開始積累，依核降低疼痛的機能也會隨之減退；當依核的機能減退後，腰部便開始感到疼痛。

另外，在同一份指引中也指出，藉由針灸或按摩進行治療，「對於慢性腰痛並不會比保守治療來得有效」。按摩這類的療法，或許能暫時緩解疼痛，但是單靠按摩並無法治本。

閃到腰也不能一直躺下來休息嗎？

腰痛時，可能有些人會認為靜養比較好，但在最近的臨床研究證實發現這樣的作法並不正確。意思是說，即便出現類似「閃到腰」的腰痛時，在最初疼痛劇烈的「急性期」最好須靜養，但是接下來應努力活動筋骨，盡快回復到正常生活，這樣對腰部才有益處。**和肩膀痠痛一樣，因為缺乏運動或是肌力減退，導致肌肉僵硬時，也會引發腰痛，因此靠運動解除腰痛的效果十分可期。**

長期缺乏運動的人，有時候投入健走等運動後，腰痛就會緩和下來，因為活動下半身肌肉，使血液循環改善後，緊繃的肌肉就會變柔軟。

工作時老是坐著而導致腰痛的人，至少每三十至四十分鐘，就要起身離開座位，稍微做些伸展運動或伸伸懶腰，甚至於在辦公室裡走一走，這樣也能改善血液循環，因此請大家一定要試試看。

許多為腰痛或腰部不適感到苦惱的人，多數臀部肌群或腰背部的肌肉群都是硬梆梆，因此切記要**做做伸展操找回柔軟度**。所以，現在就來為大家介紹一下靜態的伸展運動。

哪種腰痛最好立刻上醫院？

缺乏運動所導致的腰痛，可透過前文介紹的伸展運動，以及健走等運動改善疼痛，但是反觀因腰椎異常所引發的疼痛，有時卻會因為運動而更加惡化。因此，運動前建議大家前往醫療機關看診，並透過影像診斷，以確認腰椎部位的狀態。

包含因內臟疾病造成的腰部疼痛，也請至醫療機關求診。除了腰痛之外，如有出現高燒等其他症狀時，也建議大家立刻前往醫院。

再者，一旦體幹的肌力衰退，有時會無法支撐上半身的重量，對腰椎造成負擔，進而引發疼痛。此時便需要做肌肉訓練，鍛練如同馬甲般覆蓋在腹部周圍的腹斜肌群，以及位在內側的腹橫肌，還有位於體幹深層部位的腰大肌。做肌肉訓練鍛鍊下半身大塊肌肉的同時，也能間接鍛鍊到腹斜肌群、腹橫肌及腰大肌，因此請大家一定要試試看第三章的運動。

另外，因壓力造成腰痛而備受困擾的人，運動也有助於抒解壓力，詳細內容請參閱第四章。

腰痛對策伸展運動

① 臀部（臀大肌）的伸展運動

附影片
解說
參閱 p.13

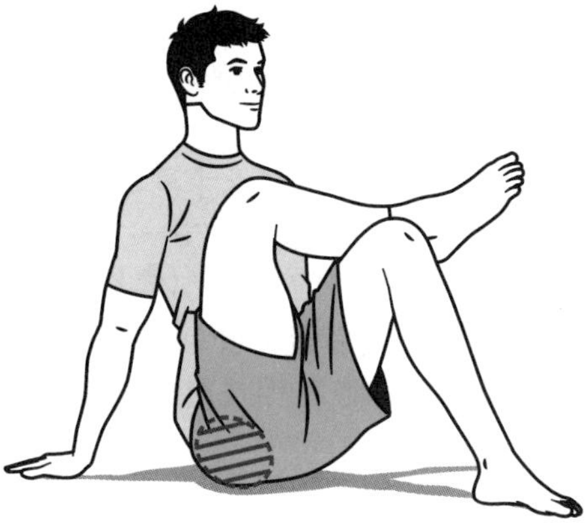

1. 右腳腳踝靠在左腳膝蓋上。
2. 使胸部往腳踝的方向靠近。
3. 保持呼吸並維持動作 20 ～ 30 秒。另一隻腳也以相同方式進行。

腰痛對策伸展運動

② 臀部（臀中肌）的伸展運動

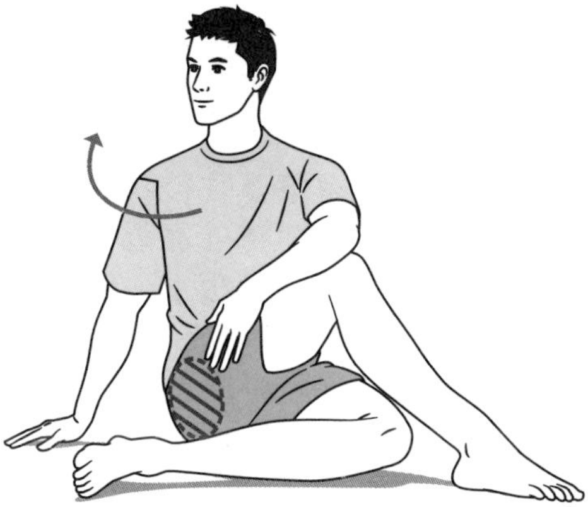

1. 盤腿坐下來，將右腳膝蓋立起，再將右腳跨過左腳。
2. 左手手臂靠在右腳膝蓋上，並盡量往胸部拉過來，使上半身扭轉。
3. 保持呼吸並維持動作 20 ～ 30 秒。另一隻腳也以相同方式進行。

腰痛對策伸展運動

③ 大腿後側（大腿後肌）的伸展運動

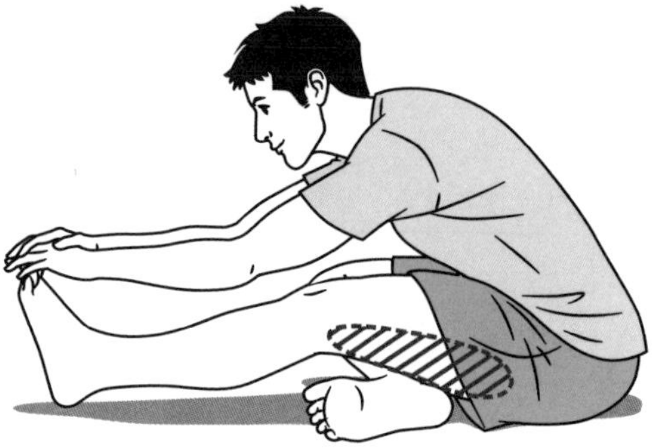

1. 左腳往前伸，右腳從左腳下方鑽過去。
2. 後背挺直，一邊吐氣一邊將上半身傾倒。
3. 維持動作 20 ～ 30 秒。往前伸的那隻腳不要完全伸直。另一隻腳也以相同方式進行。

腰痛對策伸展運動

④ 大腿表面（股四頭肌）的伸展運動

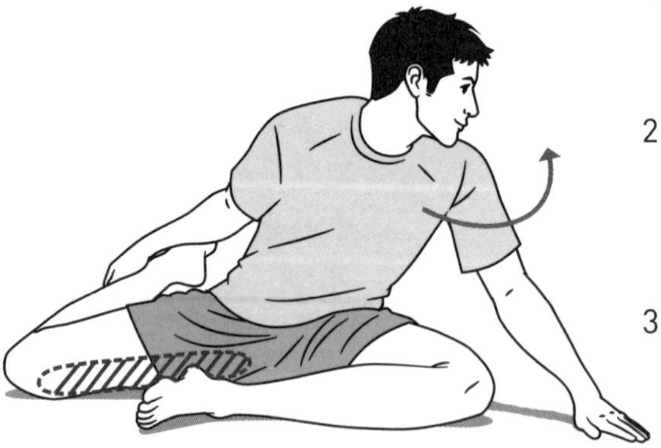

1. 盤腿坐下來，右腳放鬆，並用右手抓住腳踝。
2. 將膝蓋往後拉，使腳跟朝臀部靠近。左手靠在地板上，使上半身扭轉。
3. 保持呼吸並維持動作 20 ～ 30 秒。另一隻腳也以相同方式進行。

腰痛對策伸展運動

⑤ 大腿內側（內收肌）的伸展運動

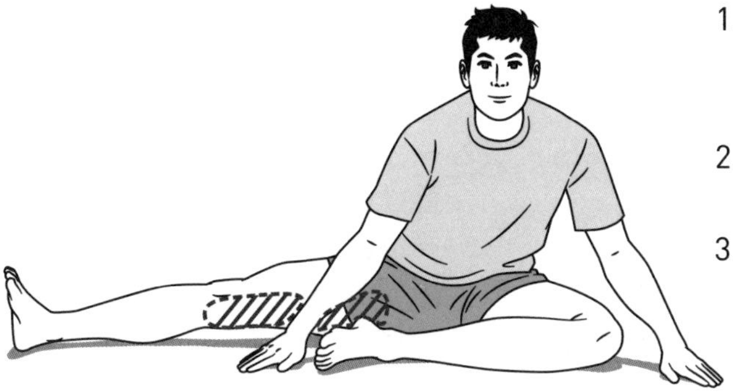

1. 右腳朝側邊伸直，左腳膝蓋彎曲後將後背挺直。
2. 一邊吐氣一邊將上半身傾倒。
3. 維持動作 20 ～ 30 秒。往前伸的那隻腳假使大腿內側會痛的話，可將膝蓋稍微彎曲。另一隻腳也以相同方式進行。

腰痛對策伸展運動

⑥ 大腿根部（髂腰肌）的伸展運動

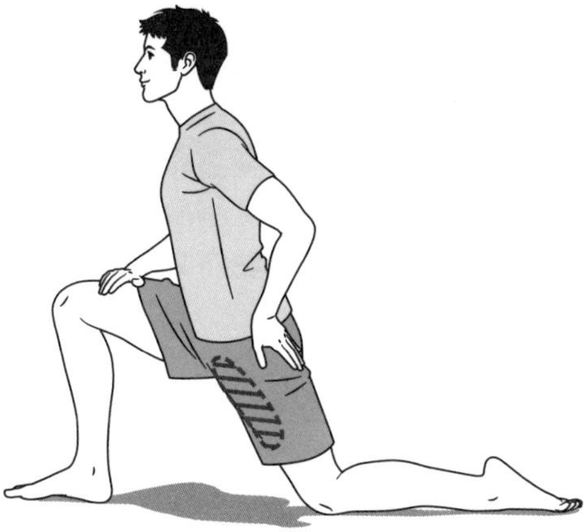

1. 單膝立起後坐下來。
2. 單手放在臀部，一邊吐氣，一邊從大腿根部將身體往前傾倒。
3. 維持動作 20 ～ 30 秒。另一隻腳也以相同方式進行。

腰痛對策伸展運動

⑦ 背部（背闊肌）的伸展運動

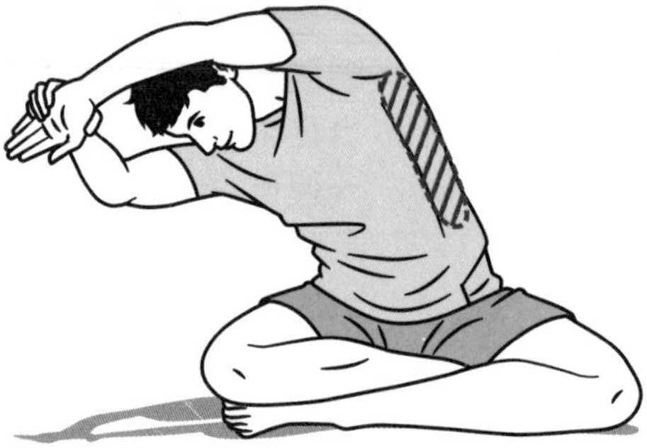

1. 盤腿坐下來，左手往上抬高，並用右手抓住左手手腕。
2. 一邊吐氣，一邊將身體往側邊傾倒。
3. 維持動作 20 ～ 30 秒。須留意臀部不能離開地面。另一隻手也以相同方式進行。

腰痛對策伸展運動

⑧ 腰部周圍（腰背部）的伸展運動

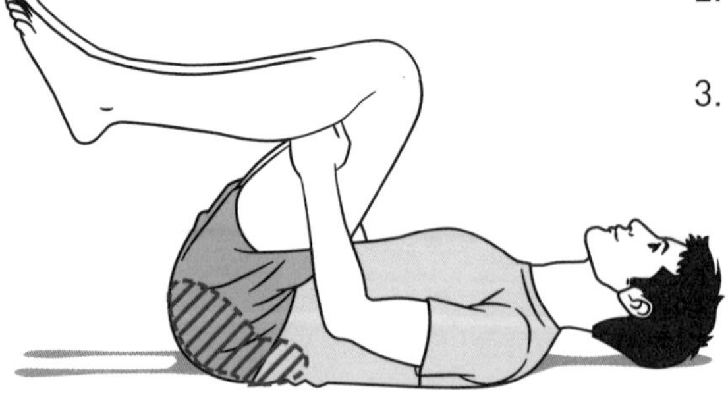

1. 仰躺下來，用雙手抱著雙膝。
2. 一邊吐氣，一邊將膝蓋往胸部靠近。
3. 臀部要稍微離開地面。維持動作 20 ～ 30 秒。

腰痛對策伸展運動

⑨ 臀部（臀中肌）與腰部周圍的伸展運動

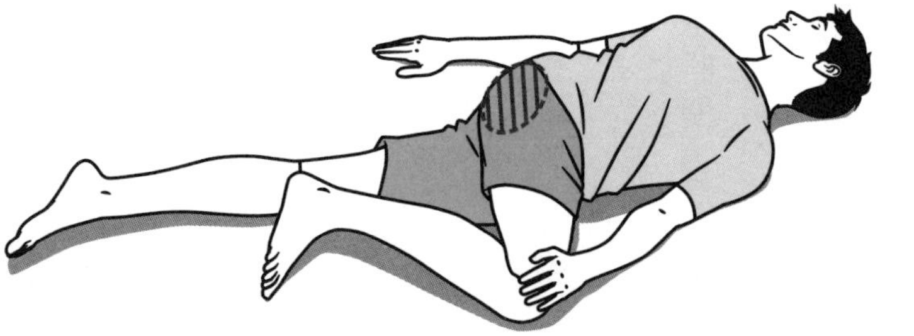

1. 仰躺下來，將右膝拉過來後用左手按住，使右腳往側邊傾倒。
2. 從骨盆側邊伸展腰部周圍的肌肉。
3. 維持動作 20 ～ 30 秒。另一隻腳也以相同方式進行。

骨關節炎

做訓練減輕疼痛，讓膝蓋「返老還童」

【會出現哪些症狀？】

負擔變大會引發膝關節疼痛。

【該做哪些運動？】

鍛練膝蓋周圍的肌肉，並減輕負擔。

隨著年齡增長，抱怨「膝蓋疼痛」的人就會愈來愈多。膝蓋在我們站立、步行、跑步等動作時，都在一直支撐身體的重量，阻擋來自地面的衝擊，因此關節平時便承受著相當大的負擔。這些負擔會逐漸對膝蓋造成損傷，日積月累出現疼痛之後，即為骨關節炎。

罹患骨關節炎的人，推估全日本逾二千五百萬人。依據日本骨科學會的研究顯示，男女比例為一比四，女性占多數，而且年齡愈大，罹患率愈高。

主要原因就是膝關節老化，不過之前曾經骨折、韌帶或半月板損傷、罹患化膿性關節炎的人，也會因此發生骨關節炎的後遺症。

膝蓋一痛起來，不管健走或慢跑對身體的好處再多，都會叫人提不起勁來，不過做運動還是有機會能減輕膝蓋疼痛。

關節軟骨磨損導致關節疼痛

大腿骨是位在大腿的骨頭，而大腿骨和小腿的骨頭（脛骨）連接在一起的部位，就是膝關節。骨頭與骨頭之間，存在著可發揮緩衝作用的軟骨組織，這些軟骨組織則被關節囊所包覆，內部充滿了滑液。

膝關節這種構造其實很不穩定，長年一直施加負擔的話，軟骨組織以及大腿骨與脛骨的骨頭部分就會磨損，然後滯留在關節囊中，使內側的滑膜發炎，這就是骨關節炎會痛的真正原因。

軟骨組織減少後，骨頭與骨頭便會直接接觸，導致關節發炎。嚴重的話，滑液會過度增加，演變成所謂「膝蓋積水」的狀態。

在關節發炎的初期階段，若進行起身站立，以及踏出第一步的動作時，都會感到疼痛，但是休息一會兒就不會痛了。若此時放任症狀惡化下去的話，會使人很難完成跪坐，或是上下樓梯的動作，而且停止動作時，也會開始感到疼痛。透過影像診斷，可發現關節變形了，過一陣子，膝蓋將會變得很難伸直，舉步維艱。

膝關節軟骨只要磨損了，就不可能修復回到原狀，甚至於隨著年紀變大，還會逐步惡化。

症狀的惡化程度因人而異，不過骨關節炎的治療，通常以緩解疼痛為主，再逐步改善關節的動作。關節嚴重變形時，便需要動手術，或置換成人工關節。

藉由肌肉訓練與伸展運動減輕疼痛

如果是在初期階段，運動療法可以看出不錯的效果，因為鍛練膝蓋周圍的肌肉後，可減輕對關節造成的負擔，讓肌肉變柔軟，使動作更順暢，所以能減輕疼痛。

畢竟膝蓋疼痛將致使每天活動量減少，導致肌力衰退，體重增加，對關節造成更大負擔；因此為了斬斷這樣的惡性循環，應投入肌肉訓練與伸展運動，減輕膝關節的負擔。

運動後血液循環就會變好，關節內的新陳代謝也會有所改善，使營養能遍布周邊組織。而且還能加速老廢物質排出體外，因此能減少使疼痛發生的物質。尤其位於大腿前側的大塊肌肉「股四頭肌」，能活動膝蓋以下的部位，因此強化這塊肌肉的話，效果最佳。

再者，肥胖的人如能同時進行減重，也能減輕對膝蓋的負擔。

做下半身肌肉訓練也能有效預防膝蓋痛

痛得很厲害的時候，有時做訓練反而會變得更痛。疑似罹患骨關節炎的人，或是已經診斷出有骨關節炎的人，建議上骨科求診，由醫生指導，以確認做運動能做到什麼程度。

膝蓋不太會痛的人，或是想預防未來會膝蓋痛的人，強化下半身的肌肉也十分見效。大家不妨參考第三章的運動，即可有效鍛練下半身的肌肉。但是，過去從來不運動的人，突然做些負荷較大的運動後，有可能使肌肉或韌帶損傷，因此最好從負荷較小的運動依序做起。

膝痛對策肌肉訓練

① 壓扁膝下抱枕

1

將抱枕放在左腳膝蓋下方，然後將腳伸直坐好，右膝立起。

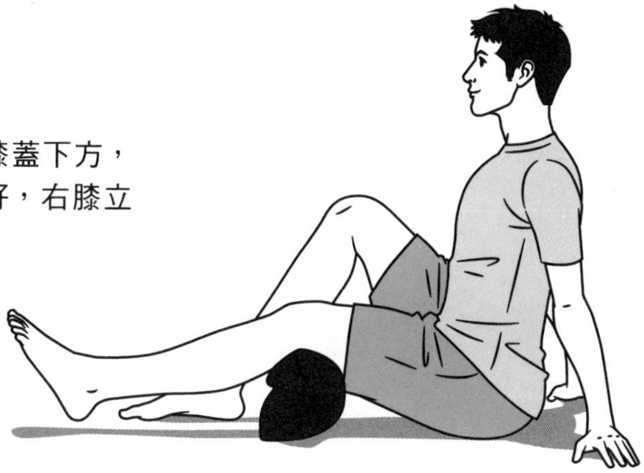

2

雙手於背後撐地，花 2 秒鐘使膝蓋往下壓，將抱枕壓扁，再花 2 秒鐘慢慢地回到動作 1。單腳做 20 次為 1 組，左右須各做 2 組。

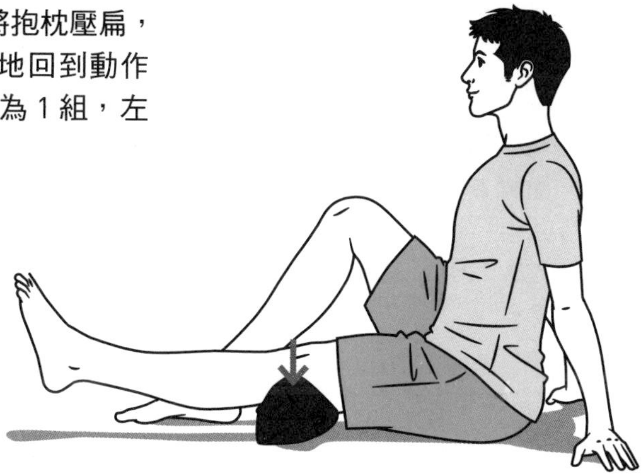

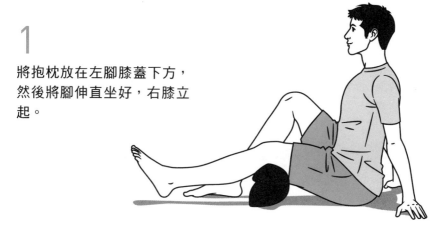

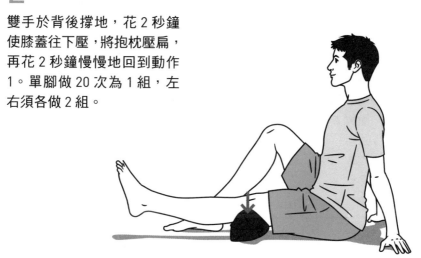

膝痛對策肌肉訓練

② 腿部伸展

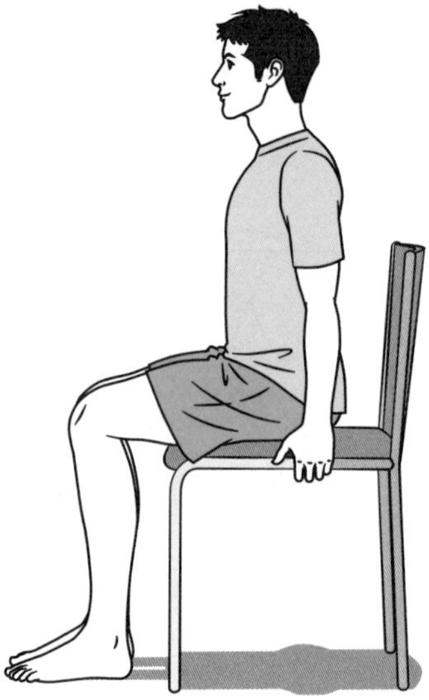

1

淺坐在椅子上，雙手抓著椅子支撐身體。

2

花 4 秒鐘將單腳膝蓋抬高呈一直線為止，再花 4 秒鐘回復原狀。單腳做 20 次為 1 組，左右須各做 2 組。

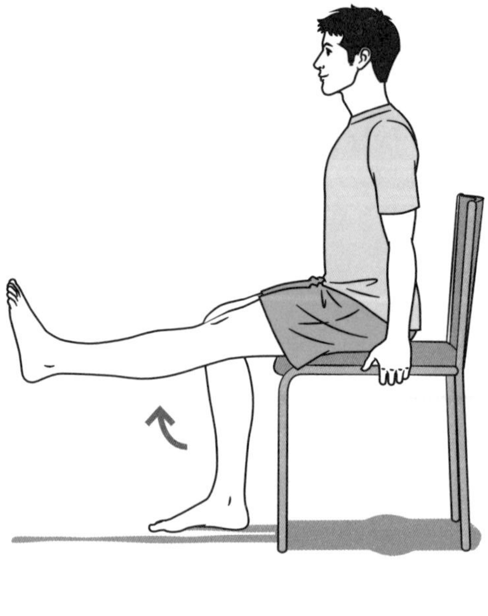

第 3 章

如何預防長照悲歌，未來臥床不起？

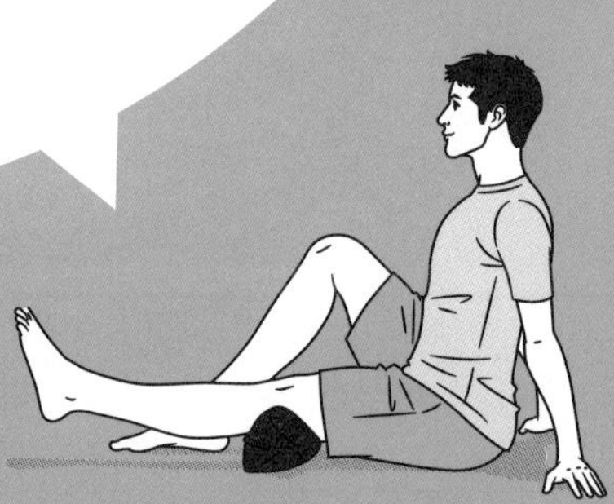

運動障礙症候群

在家也能做肌肉訓練預防臥床不起

【會出現哪些症狀？】

下半身無力，無法憑一己之力正常過生活。

【該做哪些運動？】

以鍛練下半身的運動為主，加以預防。

「最近變得很容易疲勞……。」當你出現這種感覺時，會不會直覺認為，「體力衰退是因為年齡的關係」呢？上了年紀後，體脂肪一直增加，肌力卻不斷衰退時，活動起來就會變得很吃力，因而容易感覺疲勞。

肌肉量在二十至三十幾歲會達到巔峰，接著逐年遞減，儘管如此，大家也沒必要感到絕望，萌生「因為年齡大了所以無能為力」，或是「因為過去一直疏於運動，現在已經為時已晚」的悲觀想法。

肌肉其實只要好好訓練，就算是過去一直沒在運動的人，不管你是六十幾歲、七十幾歲還是八十幾歲，一定都能增加。

「最近容易疲勞」並非老化的關係？

很多人變得很容易疲勞時，都會深信這是因為「老化」的關係，其實並非如此。**事實上，在日常生活中很少活動身體，也就是「日常活動量減少」，導致缺乏運動，才是疲勞最主要的原因。**

現代這個世界，交通工具發達，在車站內或大樓內，搭乘手扶梯或升降梯上上下下變成很正常的事。而且在這十年內，購物甚至能仰賴網路，商品一下子即可送達，因此日常步行量，也變得愈來愈少了。

依據厚生勞動省「二十一世紀第二次國民健康創造運動」（健康日本二十一）的資料顯示，經比較一九九七年與二〇〇九年的數據後發現，十五歲以上的人，一天的平均步行數，無論男女都減少了大約一千步。簡單計算之後，這樣一天的身體活動量相當於運動十分鐘左右，觀察這十年期間的變化，可證實日本國民日常活動量日益減少。

在未來的十年，生活變得更加便利乃預料中之事，活動量極有可能將進一步與日俱減。因此，若是不設法解決這種情形，想必肌力將愈發衰退；如此一來，未來在等著大家的就是「運動障礙症候群」。

檢測臥床不起高風險族群

所謂的運動障礙症候群，英文稱作 locomotive syndrome，意指關節、骨骼及肌肉等「運動器官」衰弱，難以憑一己之力正常過生活的狀態。

肌力一旦衰退，便無法支撐關節，動作也會變緩慢。因此導致跌跤後骨折，進而長期住院的話，躺在病床上的時間拉長，將使得肌力愈發衰退，陷入惡性循環當中。這樣一來，你將會確實步上臥床不起一途。

身患運動障礙症候群的人，包含高風險族群在內，估計在全日本共有四千七百萬人。這是依據東京大學二十二世紀醫療中心特任副教授吉村典子女士，於和歌山縣為二千人進行X光攝影，以及骨密度檢查後所得到的數字。雖說你我都可能罹患運動障礙症候群，但是很多人並不認為自己會有問題。既然如此，請大家參閱接下來檢查表，倘若你符合下述其中一項描述時，你就有可能是運動障礙症候群的高風險族群。

□ 超過五年從未正式做過運動。
□ 寧可搭手扶梯或升降梯，而不願爬樓梯。
□ 年過四十後，曾經跌倒造成手腳骨折。
□ 會在意雙腳水腫的問題。
□ 穿牛仔褲時，感覺腳變細了。

□ 幾乎每天都開車上下班。
□ 最近腳變得容易抽筋。
□ 下樓梯時膝蓋會痛，或是覺得不太對勁。

另外，還能藉由下述測試，檢測你罹患運動障礙症候群的風險有多高。測試方法就是**從椅子上單腳站起來，看看你會不會站不穩**。

進行這項運動障礙症候群危險程度測試法時，單腳站起來的椅子高度愈低，代表你的下半身沒有問題。

如果你是四十至六十幾歲的男性，請試著淺坐在高約四十公分的椅子上，雙手於胸前交叉，不靠反作用力，直接用單腳站起來看看。並且請在完全起身後，站穩腳步維持三秒鐘的時間。

假使你站不起來的話，或是即便站起來了卻無法馬上站穩，甚至於伸直的那隻腳會抽筋的人，都有可能是運動障礙症候群的高風險族群。

運動障礙症候群危險程度測試法

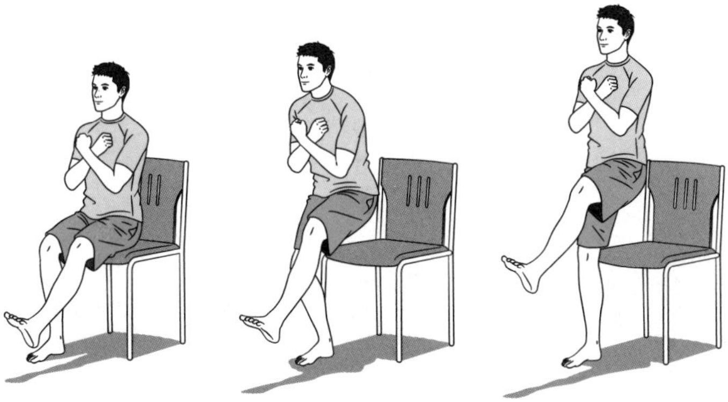

雙手於胸前交叉，不靠反作用力，直接用單腳站起來看看。並在完全起身後，站穩腳步維持三秒鐘的時間。椅子的高度愈低愈好。

單腳能夠站起來的椅子高度

年齡層	男性	女性
20 ～ 29 歲	20cm	30cm
30 ～ 39 歲	30cm	40cm
40 ～ 49 歲	40cm	40cm
50 ～ 59 歲	40cm	40cm
60 ～ 69 歲	40cm	40cm
70 歲～（雙腳）	10cm	10cm

部分內容摘錄自日本骨科學會「運動障礙症候群危險程度測試法」與其基準，70 歲以上須以雙腳進行測試。

在家也能做的預防運動障礙症候群運動

懷疑自己是運動障礙症候群高風險族群的人，必須鍛練下半身的肌肉。從臀部延伸至雙腿的肌肉，就是用來步行活動的肌肉。

如果將身體比喻成建築物的話，下半身等同於基礎（**地基**）的部分，而背部則是打入地基的柱子。建築物本體要穩定，地基就得堅固才行，因此，人類的身體也是一樣，只要下半身的肌肉強健，基礎穩固，即可大大預防跌倒的情形發生。

再加上下半身有大塊粗壯的肌肉集中於此，這個部位的肌肉量據說占全身肌肉量的五〇%至六〇%以上，因此，藉由做訓練積極活動下半身的話，代謝與血液循環會變好，體脂肪將變得容易燃燒，因此也可預防生活習慣病。那麼，究竟要如何鍛鍊下半身才好呢？

假使你方便上健身房的話那也無妨，請明白告知健身房教練，「你想要預防運動障礙症候群」。只要是知識和經驗豐富的教練，都會為你設計有別於減肥或塑身的運動計畫，提供你有效的運動計畫。

如果你不上健身房，想要一個人做訓練時，可以參考在家也能運用個人體重做的訓練，即所謂「自重訓練」，這樣也能充分鍛練到肌肉。

倘若你下半身無力，或是膝蓋等部位會痛的人，盡量從負荷較低的訓練開始做起，然後再慢慢增加強度即可。自下頁開始，將依照強度低至強度高的順序，介紹四種有助於預防運動。

運動障礙症候群對症運動

① 扶桌深蹲

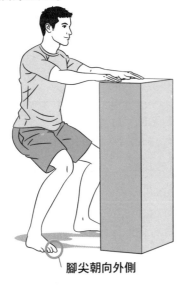

附影片
解說
參閱 p.13

1

手放在辦公桌或書桌上，雙腳左右打開約一大步。胸部打開後將後背挺直，腰部往下移動，宛如要坐在椅子上一樣。

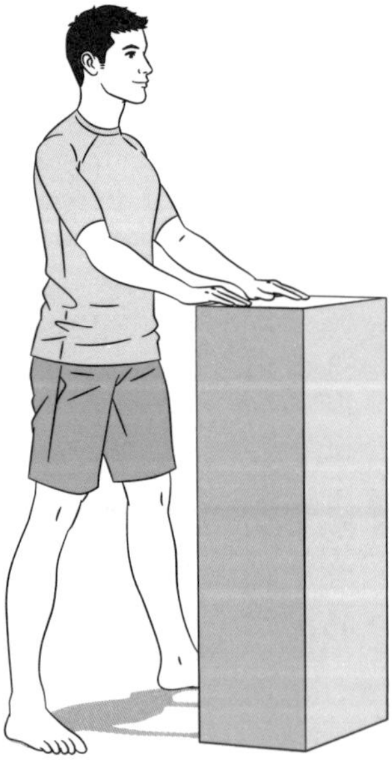

2

維持後背挺直的姿勢，一邊數 1、2、3、4，一邊花 4 秒鐘將膝蓋打直。起身後，花相同時間回到動作 1 的姿勢。以 20 次 ×2 組為目標。

運動障礙症候群對症運動

② 扶椅單腳深蹲

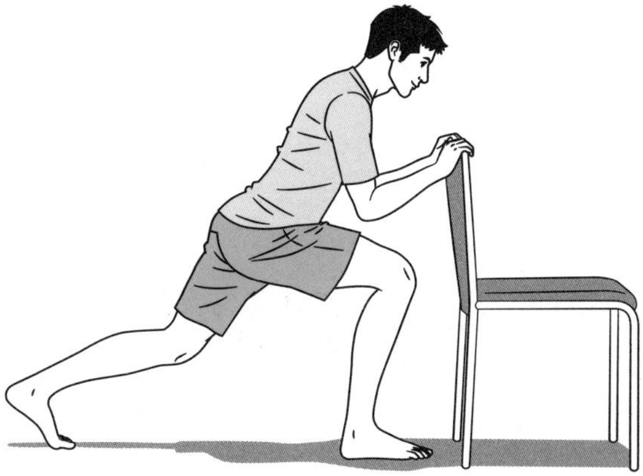

1

站在椅子後方，雙手扶著椅背。單腳往後跨一大步，呈現前傾姿勢。

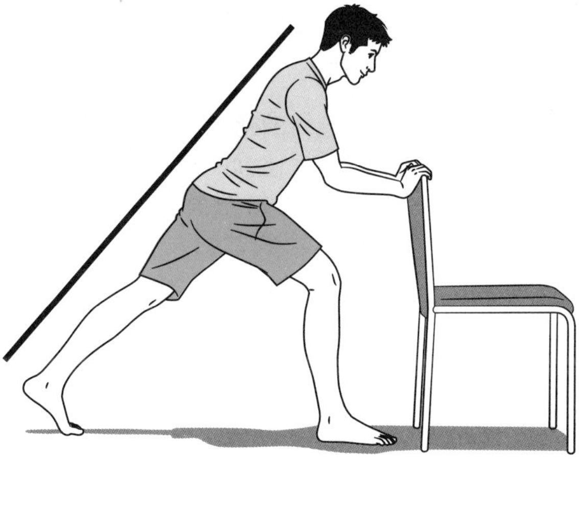

2

維持體重落在前腳的姿勢，花 4 秒鐘將膝蓋打直，使腰部往上移動。接下來花 4 秒鐘回到動作 1 的姿勢。以 20 次 ×2 組為目標。另一隻腳也以相同方式進行。

運動障礙症候群對症運動

③ 弓箭步

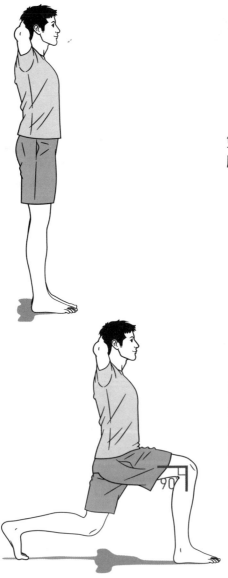

1

雙手於後腦勺十指交握，
腳尖朝正前方站好。

2

單腳往前跨一大步。將身體往下移動，直到前腳膝蓋呈現 90 度為止，再回到原本的姿勢。以 20 次 ×2 組為目標。另一隻腳也以相同方式進行。

④ 單腳深蹲

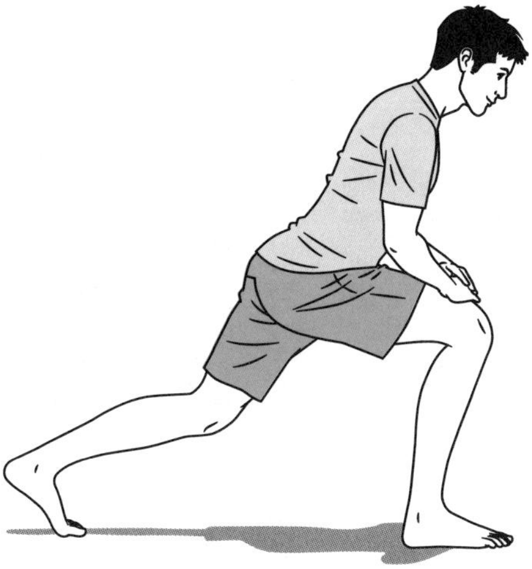

1

從立姿將單腳往後跨一大步。雙手放在前腳大腿上後，呈前傾姿勢。

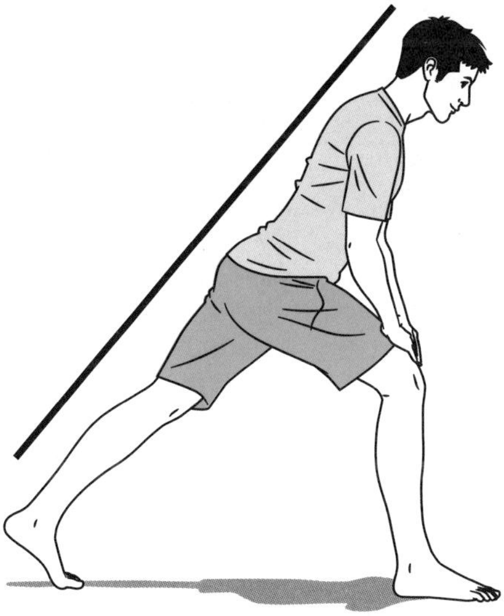

2

維持體重落在前腳的姿勢，花 4 秒鐘將膝蓋打直後，使腰部往上移動。接下來花 4 秒鐘回到動作 1 的姿勢。以 20 次 ×2 組為目標。另一隻腳也以相同方式進行。

逐漸增加負荷再進階！

進行本章節介紹的運動時，切記全都要確實感受到體重完全加諸在下半身的肌肉上。一開始先從「扶桌深蹲」做起，等到目標次數能夠達成後，再進階到下一個運動即可。

維持相同強度，反覆進行同一種運動的話，身體會習慣這種強度的刺激，導致效果變差，因此請特別留意！

話說除了這些強化下半身的運動之外，到底還有哪些運動能夠預防運動障礙症候群呢？

假使你過去幾乎不曾做過運動，現在想開始養成運動的習慣，第一步最好從健走或伸展運動開始做起。藉由這些運動活動筋骨後，即可在初步階段形成刺激，喚醒長時間沉睡的肌肉。

但是，一味地健走或單做伸展運動，並無法達到使肌肉增加的地步。想要增加肌肉，除了健走之外，也希望大家可以用緩慢的速度慢跑，甚至還能盡可能以快一點的速度跑步。另外，還有一些方法能夠單靠健走提高負荷，這些方法將於第七章作解說。

此外，經常有人問我：「想要預防運動障礙症候群的話，最好從什麼時候開始做運動？」我總會回答：「現在就是時候！」

我會這麼說，完全是因為除了六十幾歲或七十幾歲的人，會開始感覺到下半身無力之外，即便你還只有三十幾歲或四十幾歲，由於未來生活環境會變得愈發便利，因此活動筋骨的機會可能將與日俱減。

所以擇日不如撞日，請你現在就開始做運動吧！

臥床不起是老齡社會一大課題

依據厚生勞働省統計資料顯示，在二〇一六年三月當時，符合資格需要看護或需要協助的人數，全日本約有六百二十萬人，但是在二〇〇一年三月約為二百五十六萬人，由此可知，在十五年間需要看護、協助的人數大約增加了二．五倍。

而且，需要看護或需要協助的人當中，有三分之一起因於跌倒導致骨折，或是風濕性關節炎等關節疾病。也就是說，因為手腳不方便或運動障礙症候群，進而演變成臥床不起的人為數眾多。

日本人無論男性或女性，平均壽命一直在延長。依據厚生勞働省公布的數據顯示，二〇一五年男性的平均壽命為八〇．七五歲，女性為八六．九九歲，創下歷史最高記錄。但是日常生活沒有受限的期間，也就是所謂的「健康壽命」，男性為七一．一九歲，女性為七四．二一歲。

今後醫學將愈發進步，據悉平均壽命也會延長，但是必須依賴他人生活的期間，可能依舊維持在十年上下。因此，預防運動障礙症候群，可說是日本進展至超高齡化社會的一大課題。

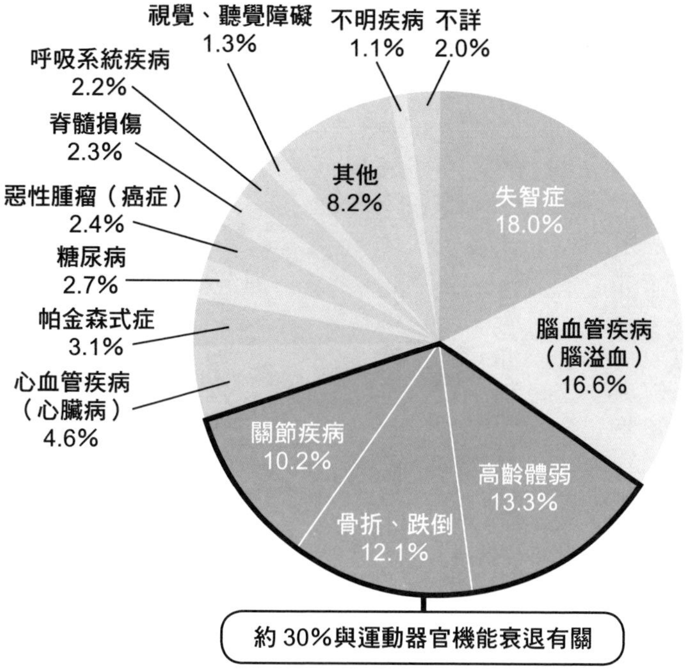

（根據厚生勞働省 2016 年「國民生活基礎調查」製作而成）

骨質疏鬆症

做運動預防骨質密度減少

【會出現哪些症狀？】

骨質變薄，容易骨折。

【該做哪些運動？】

從事健走等運動，刺激骨骼加以預防。

和肌肉量一樣，會隨著年齡增長而減少的，就是「骨質」。尤其是女性由於停經後女性賀爾蒙雌激素減少的關係，自年過六十之後，骨質便會顯著變少。這是因為雌激素能促進骨骼形成，並具有抑制破骨細胞活性（**破壞原有的骨組織**）的作用。

一旦骨質減少，骨密度下降的話，就會演變成「骨質疏鬆症」，只要稍微跌倒，就會骨折或是駝背。骨質疏鬆症會導致臥床不起，因此最重要的就是注意飲食及運動，加以預防。骨骼也和肌肉一樣，透過運動等方式適度給予刺激後，骨密度就會上升，逐漸變強健。

說個題外話，身處於無重力狀態下的太空人，由於體重不會造成骨骼負擔，所以他們的骨密度會下降，連帶造成骨質代謝變差。

已經有骨質疏鬆症的話該怎麼辦？

說到能給予骨骼刺激的運動，一般都會推薦健走或輕跳，或是鍛鍊支撐骨骼肌肉的運動，也很有效果。只要藉由肌肉訓練，鍛鍊下半身的大塊肌肉群，還能防止跌倒，因此請大家試著做做看。

反觀已經有骨質疏鬆症的人，設法預防跌倒，以及因跌倒所導致的骨折，也是十分重要的一件事。

想知道自己有沒有骨質疏鬆症，可經由是否骨折，以及骨密度檢查結果

骨量隨年齡增長之變化

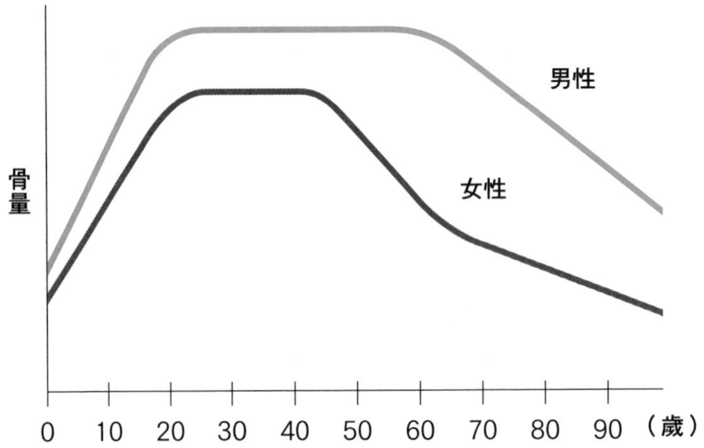

（根據日本骨科學會運動障礙症候群說明手冊 2015 年版製作而成）

即可判定。骨折風險高的人，必須服藥治療，另外還能善用輔助療法，藉由飲食及運動加以改善。

在運動方面，除了健走及太極拳這類溫和的運動之外，還需要適合患者程度的肌肉訓練，以及平衡訓練等運動。因此最好在醫師判斷下，搭配這幾種運動一起做。藉由這些運動提升運動能力之後，就能預防跌倒以及提升骨密度了。

第 4 章

如何消除睡覺也擺脫不了的疲勞？

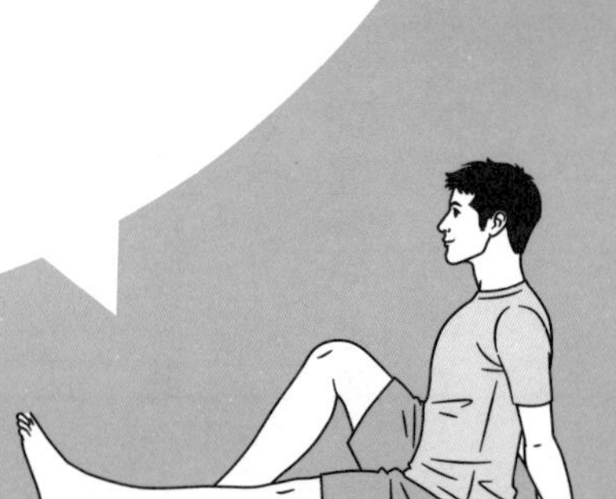

慢性疲勞

無法擺脱疲勞時，更應該做運動放鬆身體！

【會出現哪些症狀？】

睡再久也無法消除疲勞、明明很累但卻睡不著。

【該做哪些運動？】

做些好玩的運動轉換心情，或是在睡前做些能夠緩解緊張的運動。

近來勞動方式改革聲浪響起，就業時間有縮短的傾向，然而還是有很多人抱怨，身上出現「疲勞無法消除」、「長期感到疲勞」之類的症狀。此外或許是壓力的關係，也常聽見大家反應：「無法擺脱緊張情緒」。

還有人因為疲勞無法消除，於是想做運動舒暢身心而來到健身房運動。只不過，**無論是肉體上的疲勞，亦或是精神上的疲憊，想要擺脱這些情形，「睡眠」充足才是最重要的關鍵**。

不管你做了多少伸展操，無論你有沒有去按摩，只要沒有充足的睡眠，就無法擺脫疲勞。

越睡越累的「睡眠呼吸中止症」

早上起床後容易感到精神渙散或很疲勞的人當中，有時是因為罹患睡眠呼吸中止症的關係。所謂的睡眠呼吸中止症，是由於氣道阻塞，以致於在睡眠中呼吸會頻繁中止。接受檢查後，假使無呼吸與低呼吸的次數，一小時內合計超過五次的話，就會被診斷為睡眠呼吸中止症。

打呼嚴重的人、肥胖的人，都容易罹患睡眠呼吸中止症，因此有此疑慮的人，最好上醫院的睡眠中心求診。

會打呼，意味著睡覺時會在氣道變狹窄的狀態下進行呼吸，一旦打呼變嚴重，有時還會出現呼吸中止的情形，因此調節呼吸的自律神經會疲於奔命，使人在白天感到強烈睏意，或是注意力下降。

睡眠呼吸中止症，只要接受CPAP[4]的治療，即可安穩入眠。這種療法是在睡眠期間將機器裝戴在鼻子上，視打呼及低呼吸的狀況，改變氣壓將空氣送進體內，藉此使呼吸變順暢，讓人得以熟睡。

再者，睡眠呼吸中止症合併高血壓的機率極高，因此透過治療後，還能改善血壓，並有助於預防心血管疾病。

運動有效釋放壓力，幫助睡眠

不去理會疲勞現象的話，日積月累後將侵蝕身體，引發各式各樣的疾病。這時候必須經醫生診斷，開立安眠藥處方箋，確保充足睡眠才行。

只是因為擔心某些事，或是因為壓力的關係而失眠時，便需要進行壓力管理。壓力管理這幾個字，聽起來有些艱澀難懂，其實只要轉移注意力於平時不會做的事物上即可，因此做運動的效果最佳。

舉例來說，下班後去上網球課的話，你會動腦筋去想球拍該怎麼握、如何揮拍等問題。也就是說，這段時間你想的完全不是工作上的事，還能活動到身體，因此得以轉換心情。

你也可以參加運動社團，或是做做重量訓練流一身汗，甚至也能到游泳池裡默默地游上幾圈。運動會使人身處於不同的空間之中，有別於日常習慣的環境，例如你去慢跑時，耳邊會流竄著風切聲，肌膚感受到的空氣截然不同，還有速度感以及大汗淋漓的感覺，也能顛覆你的心情。因此最後你將能安穩入眠，不容易有疲勞累積。

其實運動後身體的疲勞感會上升，照理說並不會容易入眠，但是因為**心情轉換後壓力減輕了，所以睡眠品質才會變好**。

---

4 CPAP：Continuous positive airway pressure，簡稱：CPAP。持續性陽壓呼吸器，是一種在呼吸道施加壓力的人工呼吸器。

工作或煩惱，這些都會形成壓力，但是如能暫時消除這些壓力，讓大腦獲得休息後，無論在精神上或肉體上都能放鬆下來。

調節自律神經才能改善睡眠品質

有些人會因為自律神經運作異常而失眠，一般人在早上起床後，交感神經會亢奮，經過白天的活動，晚上回家副交感神經逐漸處於優勢後，才能安穩入眠。但是當肥胖、缺乏運動以及抽菸等情形加劇的話，自律神經的運作便會失常，導致睡眠品質會惡化。

肥胖、缺乏運動以及抽菸都能自我掌控，所以經常失眠的人，請試著改善上述之一的不良習慣，再來觀察看看自己的睡眠出現了哪些變化。

想要調節自律神經，運動也是最有效果的一種方式。只是晚上運動的話，有些人的交感神經會亢奮起來，導致無法入眠，因此請特別留意。

事實上我也是一樣，以前我將工作全部結束之後，晚上再去慢跑會感覺心情很舒暢，因此最喜歡晚上慢跑；但是某一天起晚上慢跑後卻突然開始變得睡不著了，我懷疑這或許是因為上了年紀的關係……自此以後，我開始改成在上班前去慢跑。

運動會帶給身體某種形式上的壓力，這種壓力將演變成刺激，使血流增加，讓代謝變快，不過這種影響對身體是有益的。然而為了對抗壓力，交感神經會活躍起來，因此如果沒有好好冷靜下來的話，交感神經處於優勢，也就是興奮狀態將長久持續，於是到了晚上才會睡不著。

用漸進式肌肉鬆弛法放鬆身體！

明明累得半死，卻因為情緒緊張而無法入眠的話，即可認定為交感神經一直處於優勢的狀態，此時希望大家來嘗試看看漸進式肌肉鬆弛法。

漸進式肌肉鬆弛法，是在約莫一百年前，由美國醫師艾文．積及迅（Edmund Jacobson）所研發出來的方法。這套肌肉鬆弛法，會從頭部至腳尖，慢慢地放鬆全身肌肉，而且對下述這些情形十分見效。

適用漸進式肌肉鬆弛法的情形

- 入睡後卻突然醒來。
- 因為緊張、害怕或憤怒，導致心跳加快。
- 因為緊張、害怕或憤怒，引發偏頭痛、肩膀痠痛、腰痛或腹痛等症狀。
- 感覺呼吸不順暢。
- 感覺免疫力下降。

漸進式肌肉鬆弛法，會先刻意使肌肉用力，呈現緊繃狀態，之後再讓肌肉鬆弛下來。長時間精神緊張的話，肌肉也會緊繃，以致於全身用力，肩膀僵硬，進而血液循環變差。此時再進一步用力，接著使肌肉放鬆，就能抒緩情緒緊張的現象，誘使人進入放鬆狀態。

我一直在負責許多運動員的體能訓練工作，其中某些選手會擔心「壓力太大睡不著」的問題。於是我便請這些運動員進行漸進式肌肉鬆弛法，後來大家都能看出不錯的成果。

這些運動員在做的漸進式肌肉鬆弛法，完全不需要花費多少時間，因此在這裡為大家介紹簡易版的作法，包括「肩膀鬆弛法」與「全身鬆弛法」。就算是簡易版的作法，也能實際感受到十足的效果，請大家試著做做看。不想要疲勞累積時，一天做一次，也能確實感受到放鬆效果。只要睡前躺在床墊或床鋪上進行，就能使你容易入眠，也有助於消除疲勞。

此外，當你長時間維持相同姿勢，例如坐辦公桌工作時，肩膀周邊的肌肉會變得容易緊繃。而肩膀鬆弛法就算是坐在椅子上也能進行，因此請大家試著做做看。

肩膀鬆弛法

肩膀使力至 6 成左右之後，維持 15 秒鐘

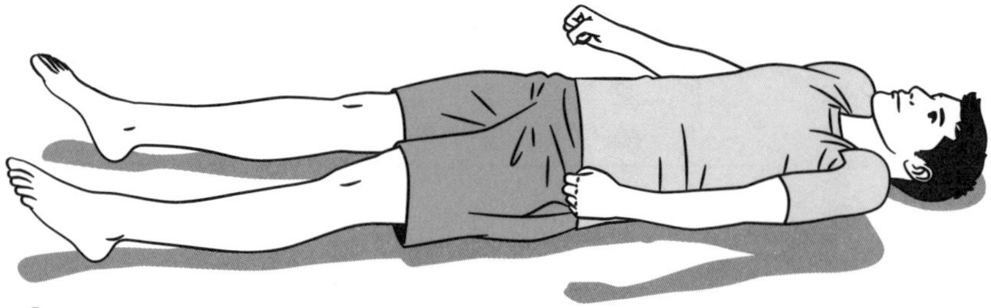

1

呈仰躺姿，並將雙腳打直，手臂緊靠身體。握拳後一邊吸氣，一邊用全身 6 成左右的力量使力，使肩膀聳起來，並維持 15 秒鐘。

放鬆後維持 30 秒鐘

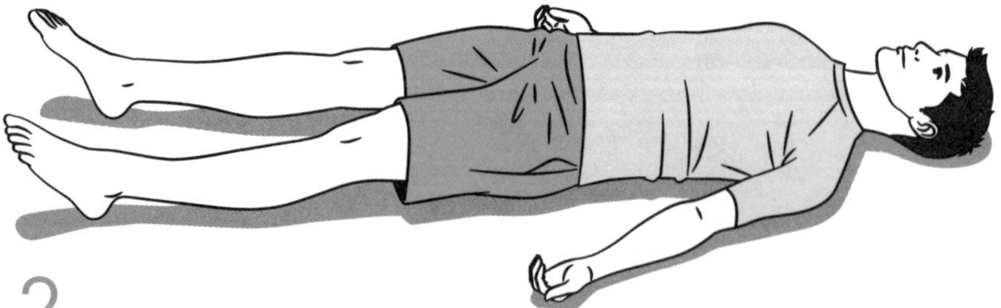

2

一邊吐氣一邊放鬆力道，使身體鬆弛下來。這個狀態須維持 30 秒鐘。這個動作須重覆做 2 ～ 3 組。

全身鬆弛法

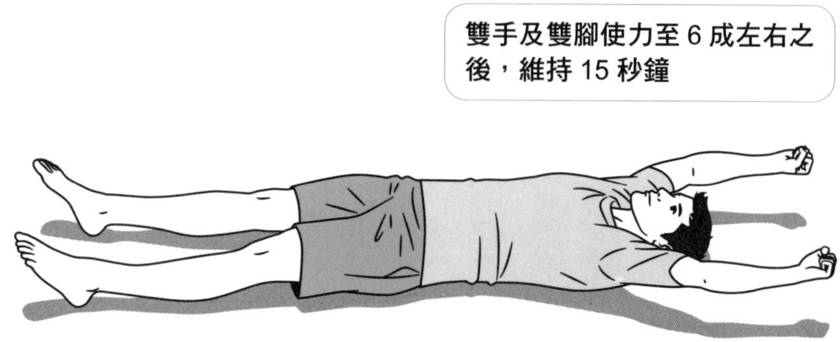
雙手及雙腳使力至 6 成左右之後，維持 15 秒鐘

1

雙腳打直後呈仰躺姿，雙手握拳後往上伸直，並與肩同寬。一邊吸氣，一邊用全身6成左右的力量於雙手及雙腳使力，並維持15秒鐘。

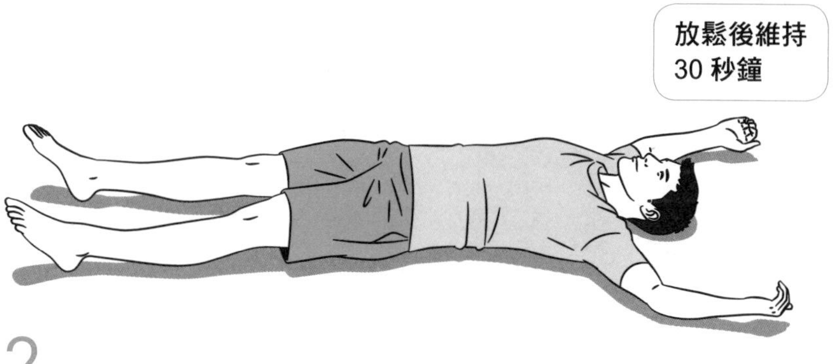
放鬆後維持30 秒鐘

2

一邊吐氣一邊放鬆力道，使身體鬆弛下來，這個狀態須維持 30 秒鐘。這個動作須重覆做 2 ～ 3 組。

抑鬱狀態

情緒低落，快要承受不了壓力時更要運動！

【會出現哪些症狀？】

情緒低落，全身提不起勁，差一步就會演變成「憂鬱症」。

【該做哪些運動？】

做些能讓自己開心、感到成就感的運動。

每天無法充分休息，生活充滿壓力的話，在精神上或肉體上，都會使人感覺一直很疲勞，陷入「抑鬱狀態」，而且這種類型的人絕對不在少數。

依據厚生勞働省於二〇〇二年，針對岡山、長崎及鹿兒島這三座城市，年過二十的居民之調查結果顯示，長達十二個月罹患「憂鬱症」的比例（**過去十二個月內曾經患有憂鬱症的人口比例**）為二・二%，具有「某些情緒障礙」的則有三・三%。此外，更在同一份調查結果中發現，「憂鬱症」的終身盛行率為七・五％，「某些情緒障礙」為九％。

當中所謂的「某些情緒障礙」，意指雖還稱不上罹病，但卻會情緒低落，全身提不勁，也就是所謂的「抑鬱」狀態。時至今日，距離這份調查已經過了十五年以上的時間，可能有更多的人正飽受抑鬱之苦[5]。

運動與服藥效果相同

一旦陷入抑鬱狀態，日常活動量肯定會減少，於是會演變成肥胖或身體不適，使得生活品質下降，因此最終將導致抑鬱狀態加劇，陷入「惡性循環」當中。

我是一名體能訓練師，此外還是日本健康心理學會認證的健康心理師。

5 心理健康相關疫學調查實施方法之相關研究，平成十五年彙整暨分擔研究報告書。

從我加入健康心理學會，根據各種研習會所習得的知識，發現**患有憂鬱症的人在服藥之後，與做運動之後的效果是一樣的**。而且對於症狀尚不嚴重，處於抑鬱狀態下的人，只要活動身體，就能看出十足的改善效果。

透過運動療法可以改善憂鬱症的論點，在一九九九年，由美國杜克大學醫學院布魯門索（Blumental）教授等人實施的大規模研究中，早已獲得證實[6]。

在這項研究中，將一百五十六名符合一定條件的憂鬱症患者，分成①投予抗憂鬱劑、②做運動、③同時投予抗憂鬱劑與做運動這三組來進行實驗。第二組與第三組，每週進行三次慢跑或健走的運動，且強度達到最大心率的七〇至八五%，整個實驗為期四個月的時間。

結果第一組有六八・八%的人，第二組有六〇・四%的人，第三組有六五・五%的人，憂鬱狀態都解除了，於是布魯門索（Blumental）教授等人便提出了，「運動具有和抗憂鬱劑相同效果」這番結論。

此外，依據六個月後的追蹤調查結果顯示，單純使用抗憂鬱劑的第一組復發率為三八％，只做運動的第二組復發率僅八％，但是同時投予抗憂鬱劑與做運動的第三組復發率竟然高達四五％[7]。

針對同時投予抗憂鬱劑與做運動的患者復發率極高這一點，布魯門索（Blumental）教授推測：「儘管參加者明白，這項實驗是為了調查運動對於改善憂鬱症的效果，但在服用抗憂鬱劑後，參加者可能因此失去了原本『藉由運動能戰勝憂鬱症』的自信」。

血液循環變好，自律神經的運作也能維持正常

目前已經證實，運動對於抑鬱狀態或是憂鬱症的改善，可以看出一定的

---

6 Arch Intern Med. 1999;159(19):2349-56.

7 Psychosom Med. 2000;62(5):633-8

效果，只是還未能提出結論，斷定哪種運動的效果最佳。

不過我敢肯定的是，運動後血液循環會變好，同時腦內神經傳達物質，也就是血清素及腦內啡等，也會大量分泌。**血清素分泌量一增加，內心就會平靜下來，使情緒變好，不安的感覺或是抑鬱的感覺也都會有所改善**。再者，腦內啡被喻為「腦內瑪啡」，能帶來鎮靜效果，使人士氣高揚，充滿幸福感，因此或許也有助於改善上述症狀。

如同前文所述一般，運動可以轉換心情，所以因為壓力等因素，導致心情低落的人，不妨先試著在下班後，回家順路去上健身房，做些會讓人流汗的運動吧！

藉由做運動或做訓練活動筋骨之後，還能調節自律神經的運作。只要交感神經與副交感神經能取得平衡，有時單憑這樣就能改善抑鬱狀態。

關鍵在於運動時要「樂在其中」

陷入抑鬱狀態的人，在獨處時不一定會發起想要活動身體的念頭，因此最重要的是，要能找到一起做運動的伙伴，這個人可以是我們這種體能訓練師，也可以是健走或慢跑時的同伴或朋友，甚至於另一半也行。**在做運動時，千萬不能強迫自己「非做什麼運動不可」。做運動不能強制規定，一定要「樂在其中」，切記要找到「做起來很快樂」的運動。**

另外還有一點也很重要，那就是獲得某種程度的成就感。好比走路或坐下這類的日常動作當中，鮮少能體會到成就感。反觀若是網球、攀岩、健走、慢跑或騎自行車這類的運動，就能設定一些小小的目標，使人樂在其中。

尤其是做些能維持固定節奏的運動，就會分泌血清素。於是一到了晚上，便會緊接著分泌出以血清素為原料的褪黑激素，誘導出睡意，藉以獲得高品質的睡眠。

另外，血清素還能從色胺酸這種氨基酸製造出來，因此飲食中充分攝取蛋白質，也是很重要的事情。

「肩膀痠痛」是抑鬱狀態的前兆

其實陷入抑鬱狀態是有前兆的，當精神壓力變大，斜方肌上方部位會緊繃，形成痠痛現象。也就是說，肩膀痠痛一般是因為肌力衰退與血液不良所引起的，但是有時也會起因於壓力。

就像之前提到的一樣，某位游泳選手每次一到大型比賽前夕，就會抱怨他的斜方肌脹痛，其實這就是因壓力所造成的症狀。

當你出現原因不明的肩膀痠痛等症狀時，這可能是壓力的徵兆。要是仰賴按摩等方式處理這些症狀，久而久之，出現抑鬱症狀的可能性就會升高。所以大家應做些自己能樂在其中的輕度運動，擺脫抑鬱症狀並小心預防。

第 5 章

久未運動的人
要小心這些陷阱

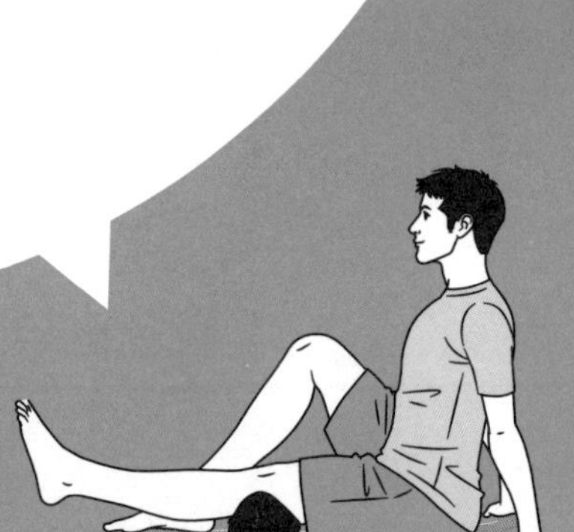

基礎體力逐漸變差

和友人久違相聚，與高采烈打起室內足球、籃球、網球等運動時，相信很多人都會覺得「身體無法活動自如」，或是「一下子就氣喘噓噓」。

學生時代愈是熱衷投入運動的人，身體每個動作的記憶愈是鮮明。以最快速度馳騁時的風切聲、踏步的節奏感，還有奮力躍起時的高度等等，這些動作身體至今記憶猶新。

但是，久未運動想要再次投入運動時，以每週一次，或是每月一次的頻率，實在很難達到往日的水準。這都是有明確原因的，因為你的「基礎體力變差」了。

無法駕馭身體的真正原因

平時沒有運動習慣的人，肌肉量在二十歲前後會達到巔峰，日後大約會逐年減少一%，這種現象稱作「肌少症」，沒有人能躲得了。因此大家應該可以想像，當自己好幾年沒有運動之後，肌肉量會下降到何等地步。

還有反應力與敏捷性這類的能力，無論你有沒有在運動，都會隨著年齡增長而逐步衰退。此外，若是沒有定期做運動的話，心肺機能當然也會變差。許多人出社會後肌肉量會減少，反觀持續增加的，則是「體重」。

只要你沒有運動的習慣，體重增加的部分幾乎都會是體脂肪，男性主要增加的則是內臟脂肪。肌力及心肺機能衰退，體重卻一直增加，因此假設你在學生時代是馬力十足的跑車，如今就像是「載滿沉重貨物的輕型汽車」一樣，這樣當然無法想怎麼動就怎麼動。

找回體力最有效的運動

想讓身體活動自如，最快的捷徑就是找回肌力與心肺機能，並減輕體重。這樣該做什麼運動才好呢？最有效的運動就是「跑步」。

不管是從事哪種運動的選手，多數人在休賽期間所做的訓練，或是受傷復建後期都會去跑步，因為跑步能讓你最快找回體力。

請大家在一開始先一口氣跑完五公里的距離，速度放慢也無妨，否則奮力快跑的話，可能會導致受傷。切記關鍵在堅持下去，不急不徐地慢慢拉長距離，再逐步加快速度。

接下來，等你在二至三個月內，能夠一次跑完十公里左右的距離之後，大致上你的體力應該已經找回來了。接著再搭配上飲食方面的熱量控制，體脂率就會下降，展現出更佳的成效。

等到腳力及心肺機能回復，不容易氣喘噓噓後，練習運動時也會變得更加充實。**畢竟在沒有基礎體力的狀態下，不管你再如何練習，體力還是支撐不了，注意力也無法持續，因此受傷的風險就會升高。**

幸好小時候學會的技巧並不會輕易遺忘，即便技巧多少變差了，但是小時候就會游泳的人，幾乎長大後還是記得怎麼游，就算很久沒騎自行車了，長大後還是懂得怎麼騎。只要能找回基礎體力，當你在玩室內足球，做射門或運球這類動作時，還是能操縱自如。

絕對嚴禁突然勉強前彎！

很久沒運動的人時常會受傷，而且大多在運動前的準備階段出現狀況。舉例來說，有一種伸展操在運動前做的話，會非常危險，那就是站著突然前彎的動作。

「站姿前彎」最危險？

站著前彎時，在身體呈現四十五度至五十度左右的角度下，腰椎（**腰部周圍的脊椎**）會彎曲使身體傾倒。繼續前彎後，由於單靠腰椎無法彎曲，因此接下來會以髖關節為支點，藉由傾斜骨盆使身體往前傾倒，但是平時沒在做運動的人，很多人是無法順利完成這個動作的。

缺乏運動的人，位於大腿後側的肌肉，也就是大腿後肌及臀部的肌肉，大多會變得硬梆梆，在這種種狀態下，是無法確實傾斜骨盆的。**勉強前彎的話，接下來將造成腰椎負擔，有時恐使腰部受傷**。

還有一個危險的伸展操，我們也經常在運動前進行，就是藉由反作用力伸展阿基里斯腱。或許有些人一直誤會了，其實阿基里斯腱本來就不能伸展，做那種伸展動作，伸展的只是小腿肚的肌肉，也就是小腿三頭肌。在肌肉尚未暖身的狀態下，藉由反作用力突然用力伸展的話，將非常危險。

總之運動前首重暖身運動，相對於靜態伸展運動，我更建議大家進行動態伸展運動，或是輕度慢跑。

有效的髖關節伸展運動

不管是跑步或是打球，做運動時，活動髖關節是最至關緊要的一環。因此活動到髖關節周圍的伸展運動，才是運動前最有效果的暖身運動。

關節內存在著所謂的「關節腔」，藉由轉動關節刺激關節腔後，關節腔就會分泌出滑液，而這些滑液有助於關節活動順暢。就和自行車鏈條上油後轉動更順的道理一樣，大家應該很容易聯想才是。

如果是十幾歲或二十幾歲的人，即便突然做運動，滑液也能充足地分泌出來，但是隨著年齡增長後，滑液會漸漸變得不容易分泌出來。在滑液不足的狀態下，關節活動會變差，有時還會導致受傷。

活動髖關節周圍的伸展運動，作法如下，**以單腳為軸心，另一隻腳像在越過跨欄一樣，藉此活動髖關節**。請大家先從較低的跨欄開始越過去，然後逐漸提高跨欄高度，依據這樣的概念來伸展髖關節。

藉由活動下半身，可改善血液循環，因此左右分別做大約二十至三十次之後，應該就能感覺身體溫熱起來了。

請多留意肌肉拉傷、跌倒的問題！

一段時間沒有運動的人，再次投入運動後，最容易發生的問題之一，就是大腿後肌肌肉拉傷。

縱使缺乏運動，但是位在大腿前側的肌肉，也就是「股四頭肌」，其實還是會維持強健，相對於此，大腿後肌則大多會喪失柔軟度。在這種狀態下，突然做出全力衝刺這類的動作時，雙腳會使用股四頭肌往上拉，但是大腿後肌的長度卻跟不上，因此才會斷裂。

所以運動前應做些輕度慢跑，或是下半身的動態伸展運動。

另外，由於缺乏運動的關係，名為「脛肌」的小腿肌肉，這部分的機能將超乎想像地衰弱。我們要將腳尖抬高時，一定會使用到脛肌，所以脛肌衰弱的話，當我們久未做運動時，腳尖就會被地面絆到而跌倒。

脛肌可藉由定期跑步而得到某種程度的鍛鍊，因此缺乏運動的人，不妨先從速度加快的快走或慢跑做起。

托腮或雙手交叉代表肌力衰退了

長時間沒做運動的人，身體某些部位會衰弱，因此久未活動身體時，切記應透過運動加強這些部位。大家應該曾見過不少人會在辦公桌或咖啡廳桌上托腮，或將雙手交叉，會做出這些動作其實與肌力有關係，這些動作很可能正說明了身體缺乏運動。

日常動作透露你的肌力狀態

會托腮，這是因為想要藉此支撐自己頭部的重量。據說人類頭部的重量，占體重的一〇%左右，大約為五公斤，因此脊椎最上方，可是承受著如此沉重的重量。

人類為了大腦的發展，因此頭部會變大，然而脊椎愈往上方，整個構造卻會變得愈細。由於巨大的頭部位在脊椎最上方，也就是「頸椎」最細的部位，因此從頸部延伸至肩膀的肌肉，一整天都得被迫承受相當大的負擔。照理說，頸椎的構造理應粗壯一些，才會比較穩定。

防止頭部往前掉落或傾斜的肌肉，稱作「頭夾肌」。相當然爾，這塊肌肉也會隨著年齡增長而衰退，因此肩頸會變得容易疲累，才會讓人想托腮來支撐頭部。**大多會托腮的人，都是後背肌肉無力，且具駝背傾向的人。**

會托腮的人，該如何鍛鍊頸部呢？與其做肌肉訓練鍛鍊頸部，倒不如做運動活動身體，畢竟要穩定頭部自然會使用到頸部周邊的肌肉，間接就能鍛鍊到頸部了。就算是日常生活中的家事，例如整理物品時小心地搬到架子上放，還有擦拭玻璃窗時大動作活動，都能使用到頭夾肌。

會雙手交叉，同樣也是因為肌力衰退引起的。每隻手臂的重量大約為三到四公斤，用來支撐手臂的，就是肩膀的三角肌、斜方肌，以及肩胛骨周邊的肌肉群。一旦這些肌肉的肌力衰弱，將手臂放下時就會感到疲累而不適。請大家試著將雙手交叉看看，雙手交叉後會靠在身體上，使重量分散，減輕加諸在肩膀上的負擔，變得很輕鬆，因此才會想要將雙手交叉。

三角肌、斜方肌，以及肩胛骨周邊的肌肉，只要將手臂大幅度往上抬高活動一下，就能鍛鍊得到。提著沉甸甸的辦公包時，不妨試著左右手平均地換邊提，刺激一下肌肉。

基本肌力，你達到了嗎？

習慣托腮或雙手交叉的人，代表你的肌力變差了，建議你要養成持續運動的習慣。如果什麼都不做的話，再這樣下去，未來你將加速進展成運動障礙症候群。到底須具備多少肌力，才能預防運動障礙症候群呢？根據一九八一年「佛萊明漢心臟研究」報告指出，「一個人須具備能拿起四點五公斤重量並移動的肌力，才不需要他人照護」。

請大家想像一樣，提著五公斤的米在路上走的情景，重量不算輕，但是希望大家謹記，你必須維持要可以拿著這等重量行走的肌力，才能維持良好的健康。因此，除了手臂及肩膀周圍之外，下半身的肌肉也不能變弱，所以請大家儘量不要依賴手扶梯或升降梯，開始爬樓梯吧！

走路時也要稍加留意，邁開步伐以稍快速度行走，這樣就算你平時沒在運動，對於肌肉也是不錯的刺激。生活忙碌實在抽不出時間運動的人也是一樣，像這樣在日常生活中下點工夫，就能鍛鍊到肌力了。

小心！依賴按摩恐治標不治本

我相信很多人當肩膀、後背及腰部周圍感到痠痛或緊繃時，就會想靠按摩來緩解，但是這樣做真的恰當嗎？如果你一直沒在做運動，但是身體某處的肌肉卻會感到痠痛或緊繃時，很可能是因為姿勢不良的關係。

一說到為何會姿勢不良，原因便在於肌力不足以用來支撐身體重量及骨骼。想靠微薄的肌力撐起重量，這些肌肉就會疲乏而出現僵硬現象。接下來因為肌肉僵硬的關係，姿勢便會變得更差……陷入惡性循環當中。

想從根本解決問題該怎麼做？

這個問題在之前已經說明過了，請大家試著做出後背用力挺直的姿勢。

這個姿勢大家能維持多久呢？**如果你能維持「後背用力挺直的姿勢」數分鐘的話，應該有某處的肌肉會感到疲勞，事實上這個部位就是容易出現痠痛或緊繃現象，正是衰弱無力肌肉的所在。**

誠前所述，按摩有助於改善身體的血液循環，因此不容否定按摩的好處。但是原本痠痛或緊崩的原因便在於肌力減退，因此按摩還是無法從根本解決問題。長時間沒在做運動的人，必須想辦法改善肌力不佳的問題。

或許在整骨時請人按壓能矯正脊椎，也確實能解除痠痛及緊繃現象，但是脊椎會走位，這也是因為缺少肌力來支撐骨骼的關係。在肌力孱弱的狀態下請整骨師按摩，然而自己的肌力依舊不佳的話，馬上又會打回原狀。

當自己身體的專家

技術高超的整骨師，按摩起來的確通體舒暢，有助於舒緩肌肉的疲勞；

但是過度依賴他人之手，有時將導致自己的身體機能變差。

我總會向我指導的運動員說：**「將自己的身體全部委由他人照顧的選手，永遠不會成長。」**

運動員比賽後若感到疲勞，有些時候會請專家幫他們按摩。這是因為比賽密集，氣力用盡，無法自行做緩和運動的緣故。但是情況如果沒有緊迫到這般境界，很多時候選手們還是儘量自己做些冰敷或伸展運動來緩解不適。

相較之下，一般大眾卻容易在不了解自己身體的狀態是否正處於肌力衰退或姿勢不良的情況下，一味地將痠痛或緊繃現象歸罪於工作疲勞，長久依賴按摩；這樣反而是治標不治本，甚至可說是危害自己身體的處理方法。

當然，偶而想要放鬆時，我也非常贊成請專家幫忙按摩或伸展，因為專家具備專業的相關知識，能讓自己無法伸展的部位伸展開來，獲得放鬆。所以我也會去請人按摩，而且有時還能藉由按摩，讓專家提醒自己，身體出現了哪些毫無自覺的狀況。

除此之外，我仍然建議大家，還是得靠自己做運動，才能使衰弱部位的肌力提升，做運動才能完全解決因肌肉緊繃所帶來的身體不適！

第 6 章

如何甩開惱人的「鮪魚肚」？

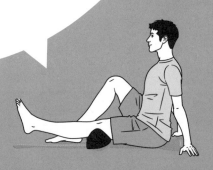

做腹肌運動「鮪魚肚」還是消不了！

「肚子有點大」、「在意腹部周圍鬆垮垮」，隨著年齡增長，相信很多人都會有這種感覺。

只是肚子跑出來而已，或許醫生並不會要求你「該運動」了，不過可能也會有人因此下定決心，「為了讓腹部緊實，而做起久違的運動」。然而，很多人並不知道怎麼做才能讓肚子消下去。

舉例來說，一提到緊實腹部的運動，多數人可能都會聯想到「腹肌運動」，事實上**腹肌運動這種訓練方式，完全不適合用來緊實腹部**。

因為男性的肚子會跑出來，絕大多數都是內臟脂肪囤積的關係，因此並非「腹部的肌肉減少了」，而是因為「內臟脂肪囤積」，肚子才會跑出來。所以為了燃燒內臟脂肪，必須進行有氧運動。

想靠有氧運動有效燃燒脂肪，關鍵在於「肌肉量」。肌肉量少的人，就算做了有氧運動，燃燒掉的脂肪還是較少，效率並不佳。想使內臟脂肪容易燃燒，首先還是必須增加全身的肌肉量。

大家或許會納悶：「做腹肌運動不是也能增加肌肉量嗎？」其實單靠腹肌運動，是很難增加肌肉量，進而提升基礎代謝率的。

為什麼做腹肌運動無法增加肌肉量？

腹肌群和手腳等處的肌肉，在構造上有著雲泥之別，腹肌群的形狀，宛如覆蓋在腹部周圍的一層膜。乍看之下面積很大，不過由於是薄膜聚集的形狀，因此總重量並不重，所以無論你多麼努力地做腹肌運動，還是無法使肌肉量增加，進而提升基礎代謝率。

相較於此，雙腳、後背及胸部等，被稱作大肌群的肌肉，只要適度訓練就會以「公斤為單位」向上攀升。若能增加一公斤的肌肉量，據說基礎代謝率就會提升約五十大卡。因此想要緊實腹部，與其鍛鍊腹肌，倒不如鍛鍊大塊肌肉，尤其是「下半身的肌肉」，將會更有效果。

平時沒在做運動的人，肌肉量會在二十歲前後達到巔峰，往後每年大約會逐步減少一%左右。尤其下半身的肌肉量，減少幅度更是顯著。

不擅運動的人，還是有方法增加「肌肉量」？

肚子會跑出來，「攝取的熱量超過消耗的熱量」也是其中一個主因。上了年紀後，由於肌力減退以及缺乏運動的關係，無論消耗的熱量是否持續減少，假使維持和以往相同的飲食習慣，以男性為例，主要都是內臟脂肪會增加，肚子就會跑出來。

話雖然這麼說，但是嚴格的飲食控制，對身體的負擔也是相當大。與其如此，倒不出稍微改變一下日常生活習慣，增加一直在減少的下半身肌肉量，這樣更有益身體健康。

想從日常生活中著手的話，最簡單也是最有效的作法，就是「爬樓梯」。例如在車站內不搭手扶梯，在公司內走動時避免坐電梯，不等紅綠燈直接走陸橋，像這樣積極選擇爬樓梯的方式，就能增加下半身的肌肉量。如果你能持續三個月，在日常生活中經常使用樓梯，下半身的肌肉就會強化起來，使你的身體愈來愈容易燃燒脂肪。

第一步先增加肌肉量，並使基礎代謝率提升。當內臟脂肪減少，肚子縮下去後，接著再來鍛鍊腹肌，尤其是覆蓋在腹部上的腹橫肌，以及輔助腹橫肌的腹斜肌群，這樣一來，相信就能擁有你理想中的緊實腹部了。

與其極端控制飲食，不如增加肌肉量！

當肚子跑出來，還有體重增加時，很多人應該都會開始控制飲食，例如「少吃甜食」、「暫時不吃肉」、「捨棄碳水化合物」等等。

平時總是過食的人，調整飲食量這種作法十分合理，比方說「吃拉麵不另外加麵」、「不吃第二碗飯」，但是錯誤的飲食控制，並無法「使腹部變緊實」，即便你的體重一時間會往下掉，馬上又會打回原狀。

事實上，**飲食控制如果用錯方法，會使肌肉量減少，結果將導致基礎代謝率下滑，因此才容易復胖**。想要緊實腹部，讓基礎代謝率逐日提升，打造不容易變胖的體質，關鍵就是「增加肌肉量」。

極端限制碳水化合物時要多加留意！

極端限制碳水化合物的話，人體會出現哪些變化呢？

人類的體脂肪是由大量的熱量囤積而成，心臟、肝臟及消化器官等臟器，必須燃燒脂肪獲得能量才能運作，然而唯獨葡萄糖這種驅動大腦的熱量來源，並無法從體脂肪合成。

在缺乏醣類的狀態下，主要會在肝臟，以脂肪及蛋白質（氨基酸）等為材料，製造出葡萄糖，這個過程稱作「葡萄糖新生」。

因此一旦極端地排除碳水化合物，身體為了製造出大腦熱量來源的葡萄糖，便會在某個時機點開始進行葡萄糖新生，於是便會產生「酮體」。血液中的酮體一增加，將演變成「酮酸中毒」，對身體造成危害。因此在限制碳水化合物的攝取時，為避免酮體過度增加，建議一天的醣類攝取量應在七十至一百三十公克左右。

而且人體具有使身體環境維持恆定的力量，稱作體內平衡[8]。除了使體溫經常回到正常溫度之外，還能使體重回覆到長年固定的體重。

舉例來說，如果你的體重一直是七十公斤，就算做了一些運動後會掉到六十八公斤，但是身體還是會讓你回復到七十公斤。

有些人靠斷食減輕體重後又會回復原狀，不斷地周而復始，這種現象可是會造成身體額外的負擔。做適度運動使肌肉量持續提升，用心維持均衡的飲食習慣，再藉由有氧運動燃燒內臟脂肪，透過這種方式減輕體重後，接下來最重要的就是維持體重。

切記還要充分攝取蛋白質

截至目前為止，主要都是在談論碳水化合物的話題，其實充分攝取蛋白質也是非常重要的事情。

蛋白質是用來製造肌肉的原料，十幾歲或二十幾歲的時候，即便蛋白質含量少還是能合成肌肉，但是上了年紀後，合成效率將逐漸下降。即便如此，想要避免肌肉量下降的話，隨著年紀增長，蛋白質的攝取量也必須增加才行。能夠有效攝取到優質蛋白質的食物，包含雞胸肉、鮪魚瘦肉、雞蛋、牛奶等等。

另外，要讓蛋白質合成長出肌肉時，還需要維生素B群等營養素，因此最好與糙米等食物一同食用。例如點用鮪魚生魚片或牛菲力搭配糙米的定食，這樣的組合便非常適合用來吸收蛋白質。

肌肉量衰退，除了基礎代謝率會下降之外，老年之後還會有罹患運動障礙症候群，或是演變成需要看護的疑慮。為了避免這種情形，請留意蛋白質的攝取，還有做肌肉訓練。

---

8 體內平衡：homeostatic，又稱恆定狀態或恆定性。是指在一定外部環境範圍內，生物體或生態系統內環境有賴整體的器官的協調聯繫，得以維持體系內環境相對不變的狀態，保持動態平衡的這種特性。

流再多汗也無法燃燒脂肪

「為了讓肚子消下去，上健身房做完訓練後，還要去三溫暖流一身汗」，你是否曾經有過這樣的觀念呢？可能有人會以為，多流一點汗就能大量燃燒脂肪，其實流再多汗，並不代表脂肪燃燒得愈多。

也就是說，**大量流汗後，脂肪並不會大量燃燒；反過來說，幾乎沒流汗的話，也不代表脂肪沒在燃燒**。

因此，為了想要燃燒脂肪而穿著厚重衣物去跑步，或是上三溫暖想讓自己藉此大量出汗，這些方法一點效率也沒有；身體反而會因為水分流失呈現輕度脱水狀態，使得加諸在心臟等處的負擔變大。

當然流汗後會感覺通體舒暢，而且也能消除壓力，但是考量到脂肪燃燒的成效問題，並不需要非得大汗淋漓不可。

可能大家曾在電視上看過，拳擊手為了減重穿著厚重衣物賣力跑步，或是將健身房的室溫提高，以便出汗減輕體重，因此會有「減重＝出汗」的迷思。但是拳擊手的減重與為了緊實腹部的減肥，根本似是而非。

以當前一直在控制體重的拳擊手為例，他們每天都十分嚴謹地訓練與控制飲食，體脂肪通常已經不高了，為了在這種狀態下減重，就算去除〇・一公克的水分也好，都必須讓體重暫時降下來。所以會穿著類似三溫暖塑身衣的衣物，目的並不在於燃燒脂肪，而是想要流汗以排除體內的水分。

體溫過度上升會妨礙脂肪燃燒

人體內具有名為「脂酶」的酵素，關係到脂質的分解，脂酶在體溫比平時上升一至二度左右時，運作情形最為活躍；因此穿著大量衣物做運動的話，體溫會過度上升，使得脂酶運作情形變差，變成不適合燃燒脂肪的狀態。去三溫暖也是同樣道理，倘若單純考量到脂肪燃燒效率，成效並不佳，因此運動時最好穿著速乾且透氣性佳的衣物，控制體溫。

另外，在運動時切記也要確實補充水分。**一旦呈現脫水狀態，即便只是輕度，將無法激發能量來燃燒脂肪**。還有一點希望大家注意，當你感覺「口乾舌燥」時，你已經出現脫水症狀了。因此切記要在感到口渴之前補充水分，所以運動前、運動中，還有運動後都請勤加喝水。

「運動後喝啤酒」十分危險！

做完訓練後，可能很多人都會想來杯啤酒暢快一下，但是剛做完運動就大口喝啤酒的話，是非常危險的行為。

流汗後，照理說血液中的水分含量會減少。只要血液中的水分含量一減少，血液就會呈現容易凝固的狀態。然而酒精具有利尿作用，因此會助長脫水現象，此外酒精還會使血液循環加快，因此引發血栓的危險性便會升高。

啤酒入口後暢快無比，因此會誤以為已經不渴了，但是啤酒對於提升血中含水量卻沒有太大幫助。實在很想在跑步或做完訓練後喝啤酒的人，請你在喝啤酒前，最少先喝一杯水或適合身體的運動飲料。如此一來，就算很想喝啤酒，也能事先提升血中的含水量。

請大家適度補充水分，再一邊做訓練，讓腹部消下去吧！

一個月減重超過三公斤就是「減肥失敗」

「休假日吃很多，一量體重發現變胖了」的人應該不在少數。但是，吃下肚的東西在轉變成體脂肪之前，最快需要花費三天到一個禮拜的時間，因此並不會發生「昨天過食因此變胖」的情形。

大家覺得自己「過食」時，通常都是在吃了很多碳水化合物的時候，像是喝完酒後，回家路上吃了拉麵這類的情形。

碳水化合物蓄積在體內時具有一種特性，就是**每一公克的碳水化合物，會吸附三公克的水，所以在攝取大量碳水化合物的隔天，體內的水分含量就會照比例增加**。另外在攝取高鹽飲食後，正常都會口渴，因而攝取大量水分。所以過食後的隔天，體重增加並不是因為「變胖了」，正確來說，是「體內水分含量增加，以致於體重變重」了。

只不過，不加以理會的話，將形成體脂肪，日積月累後，便會反應在體重上，因此在體重增加之前，必須將大量攝取的熱量使用殆盡才行。一旦形成體脂肪，就得花一些時間來燃燒脂肪，但是在攝取進體內的碳水化合物，依舊維持在醣類的時間點做運動的話，就能簡單消耗掉醣類。

醣類不同於體脂肪，在一開始做運動的階段，就會被當作能量使用掉，因此並不會很難消除。但已經形成體脂肪後，該如何消除呢？想要燃燒體脂肪，必須進行跑步之類的「有氧運動」。**形成體脂肪時，男性絕大多數都會變成內臟脂肪，女性則會變成皮下脂肪**。

做有氧運動的時候，內臟脂肪會比皮下脂肪更快燃燒，因此男性比較容易減掉體脂肪。另一方面，內臟脂肪與生活習慣病有著密接關係，假使不盡快消耗掉，將會罹患生活習慣病，因此須特別留意。

想靠有氧運動有效減少體脂肪，誠如前文說明過的，關鍵在於「肌肉量」。肌肉量少的人，即便做了有氧運動，脂肪燃燒量還是很低，因此必須透過肌力訓練增加肌肉量。

只是剛開始做訓練時，請不要一心想著要「減輕體重」。**就比重而言，肌肉比脂肪重，因此開始做訓練使肌肉量增加後，有時候體重會比開始運動前還要重**。反過來說，在一個月內體重減輕超過三公斤的話，我們這些訓練師大多會認定為「減肥失敗」。

體重如此急劇減輕，代表除了體脂肪之外，很有可能肌肉量也減少了。這樣一來，基礎代謝率會下降，變得容易復胖，建議大家還是要以「體脂率」作為參考依據。

現在市售的體脂計，比起過去測量出來的數字更為準確，因此開始做運動後，請參考體脂率減少多少而非體重減輕多少，來判斷減肥的成果。

最後，還有一個數字要多加留意。開始做有氧運動或是肌力訓練後，最少應嘗試三個月的時間不能間斷，只有做一個月的話，在數字上很難看出變化，所以有些人會覺得：「都這樣努力了一個月，數字卻沒有變化」，因而心生放棄的話，實在可惜。

我也曾經「一個月跑步一百公里，還持續了半年時間，但是體脂率和體重卻沒什麼變化」當時撐過半年之後，數字才開始往下掉。

其實只要堅持下去，數字就會在某個時間點出現變化，因此請大家不要焦急，耐心地做下去吧！

花一個月能緊實小腹，也能徒勞無功

一接近夏天，就會有很多人希望，「在夏天來臨前讓腹部變緊實」。但是，假設距離夏天只剩一個月，真的能夠在這段期間讓腹部消下去，以一身緊實的線條，到海邊或泳池去玩水嗎？

老實說同樣花一個月，有一種人的腹部會來得及變緊實，另一種人則會來不及，你會是哪一種呢？

十分有可能來得及變緊實的人，是屬於「內臟脂肪型」的人。符合這類型的人，整體來說身材並不會很胖，唯獨肚子會跑出來。而且凸出的腹部，本身會有點硬硬的，感覺很緊繃。

內臟脂肪型的人，還能進一步分成二種類型，就是肌肉量多的人，與肌肉量少的人。肌肉量多的人，來得及讓腹部變緊實的可能性更高；肌肉量少的人，雖然會有些吃力，但是在一個月內緊實腹部，也並非痴人說夢，只要有計畫，按部就班地運動，還是有機會在短時間內看到成效。

不勉強的有氧運動才重要

話說回來，若是內臟脂肪型的人，具體來說在這一個月內該做哪些運動、該怎麼做才好呢？

想要減少內臟脂肪，**最基本的就是進行「有氧運動」。第一步從健走開始做起，並且在上下班或前往某處時，盡可能地爬樓梯，循序漸進地讓下半身的肌肉長出來。**

這樣子持續一個禮拜左右之後，自第二週起，再慢慢地試著跑步看看。這時候請不要勉強，比方說突然跑上十公里的距離。在一開始的階段，走幾步再開始跑，跑一跑再走一走，重覆這種方式也無妨。

進入第三週之後，跑步時要做到將跑步時間逐漸拉長。畢竟最終目標是要讓腹部消下去，因此可以一邊休息一邊跑步。

難度雖高，卻不是做不到！

另一種腹部肥胖的類型，也就是「皮下脂肪型」的人，該怎麼做才好呢？如果你的腹部並沒有那麼突出，但是肚子的脂肪捏得起來，一跳躍肚子就會搖晃的話，就是屬於這種類型的人。

皮下脂肪型的人，與內臟脂肪型的人相較之下，難度要高得多了。當然每個人的情況不同，但是想在一個月內使腹部消下去，說實話難度很高，建議這類型的人在計畫減肥時，能預留多一點的時間。

皮下脂肪型的人想讓肚子消下去，必須做到的幾個重點，基本上與內臟脂肪型的人無異。須著重在增加下半身的肌肉量，同時還要做有氧運動，此外還得控制攝取進體內的熱量。

若要提出個不同點，就是皮下脂肪型的人，另外補強加上腹肌運動後，或許有可能提高腹部消下去的機率。

依據最近的研究發現，想要消除的皮下脂肪下方，如果存在愈多的肌肉量，這些皮下脂肪就會有比較容易消除的傾向。因此做做腹肌運動，看來是有益無害，但不要忘了，若想鍛練腹肌，可不能只做腹肌運動！

第 7 章

養成健走習慣，打造健康體魄！

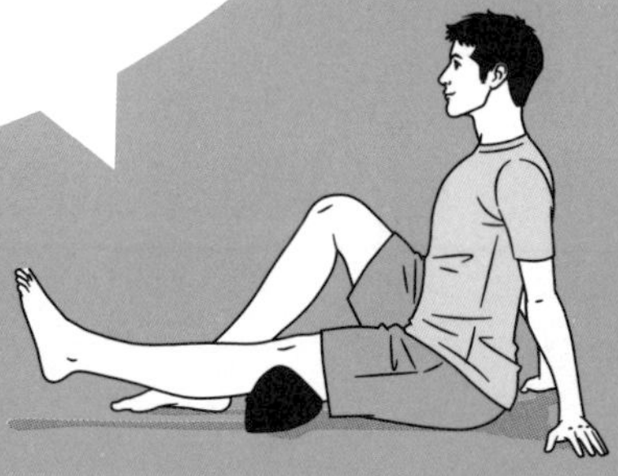

用「散步的感覺」健走看不出效果？

「心裡明白最好要做運動，卻不知道從何做起。」如果你是這種人，最簡單的入門運動就是健走。

運動首重持之以恆，但是在身體尚未習慣時，便挑戰高強度的運動，身體會受傷，或是覺得難受，因此容易心生放棄的念頭。

由此看來，我認為健走是十分適合讓人養成習慣的入門運動。

「運動強度」愈低，走再久也看不出效果！

但是，某些健走方式並無法增加活動量，導致即使花了時間仍看不出理想中的效果，所以要特別留意。

每次我在公園跑步時，經常遇到許多人在健走，這時候就會有股衝動，「想去建議他們怎麼走才對」。因為絕大多數的人，健走方式都有問題，普遍來說，那就是運動強度太低了。

尤其是中高年人士，明顯可見他們容易駝著背且低著頭，小步小步地走著。我也經常看到他們會幾個人湊在一起聊天，走路的速度和購物或散步時無異。用這種方式走路的話，很遺憾地，不管你走上幾年，幾乎無法達到做運動的效果。

不管哪種運動，想要獲得燃燒脂肪，提升耐力的效果時，「強度」必須達到某種程度才行。以健走為例，務必捨棄類似「散步」的方式在健走，將觀念扭轉過來。

一開始別在意運動方式，應找出穩定的姿勢

另一方面，在三十幾歲至四十幾歲，健康意識高漲的這群人中，也會見到努力挺直後背，加快腳步健走的人。這麼做的話，健走的強度多少會提升，但是以運動方式的角度來看，也很難說他完全沒有錯。

後背挺直，乍看之下感覺姿勢很正確，但是刻意將後背挺直，代表平時後背部分及體幹部分的肌力衰弱，無法支撐上半身的重量，可能經常呈現駝背的姿勢。

當這些人努力將後背挺直後，支撐脊椎的肌肉就會額外使力，過沒多久便會疲累不堪，以致於最後步行時間及距離會縮短，速度會往下掉，因此看不出預期中的運動效果。

成人的頭部，無論男女都有五至六公斤重，再加上內臟及骨骼的重量，上半身的重量可是不容小覷。

開始健走時，盡可能將門檻放得愈低愈好，因此一開始無須勉強挺直後背，請以輕鬆的姿勢開始做起。就算這時候的姿勢不正確，那也無所謂，反正先從這樣的走路方式繼續健走下去。接下來，身體自然就會以最穩定的姿勢定型下來，健走時也會變得輕鬆又愉快。

最後當你感覺到某些變化，例如身體變輕盈，能夠長距離健走後，再當作進階到下一階段，設法改善成更具效果的健走方式，或運動強度即可。

增加距離、時間及步數，並不等於「強度提升」

想靠健走擺脱脂肪、增強體力時，必須有一種觀念，將健走定位成一種「運動」。一般來説，會投入健走運動的人，通常會以「時間」為指標，例如「今天也要健走三小時」、「每天都要健走一小時」等等。或是利用計步器及手機軟體等工具測量「步數」，可能還會嘟囔著「我今天走了一萬步」

之類的。這類指標簡單明瞭，容易獲得成就感，但是並不一定能以此測量出運動強度。

運動強度，簡單來說就是表示這種運動達到「多吃力」的程度。好比健走時步幅愈大，且速度愈快，或是地面傾斜角度大，使用到多塊肌肉，運動強度就會升高。

加大步幅（stride），是提升健走運動強度最基礎的一環，另外還須留意盡可能將臉抬高，擴大視野，看著遠方。

臉朝下，只盯著腳邊看的姿勢，如同前文所述，像「中高年人士小步小步地走著」，步幅肯定比較小。

如能抬起頭，將視線投向遠方，維持廣濶視野的話，後背不需要用力，就會自然挺直。用這種姿勢，並留意將步幅放大後，步行速度自然會加快。

只是，過於在意將腳往前跨出去的話，身體容易向後傾，一旦身體往後傾，步幅便大不起來，而且速度也無法加快。因此擴大步幅時，與其將腳往前跨出去，倒不如**提醒自己用後腳蹬地**即可，這樣就能呈現稍微前傾的姿勢，精神奕奕地進行健走運動了。

想知道自己用哪一種姿勢在走路，可以和別人一起走路請對方觀察一下，如果是在街上，也能照照建築物的玻璃窗，或是展示櫥窗來確認自己的姿勢，甚至可用手機拍成影片。

如此一來，有些人便會發現，自己居然會駝背，或是其實自己是腹部突出腰部後仰著在走路，和自己想像中的姿勢有著天差地別。

「加大步幅」以身高四五～五〇％的長度為準

雖然要大家維持加大步幅的狀態健走，但是步幅究竟要到多大才好呢？每個人的身高及體型都不一樣，步幅也是因人而異，因此請大家大約以身高四〇～五〇％左右的長度作為步幅即可。舉例來說，如果是身高一七〇公分的人，步幅就是七六．五～八五公分。

當然在健走時沒必要一步步測量步幅，但是建議大家可在平時測量看看正常走路時的步幅。如果你平時走路的步幅，大約是身高四五％的長度，健走時只須留意「將步幅稍微加大」即可。

反過來說，步幅只有身高三〇～四〇％長度的話，平時通常都是小步小步地走路，所以有必要刻意將步幅加大。

步幅小的人，推測應是下半身肌力孱弱、柔軟度差、髖寬節有問題。這些人如果突然加大步幅，反而會導致受傷。

可提升運動強度的「加大步幅」

身高		目標步幅
150cm	→	67.5 ～ 75cm
160cm	→	72 ～ 80cm
170cm	→	76.5 ～ 85cm
180cm	→	81 ～ 90cm

如果你與目標步幅落差很大，請你花點時間，慢慢地加大步幅，千萬不能逞強。

只要留意將視線朝上，逐步加大步幅，與你過去的健走方式相較之下，效果還是會好很多。這樣一來，就能夠使用到全身的肌肉，這就是「將健走當運動」的第一步。

健走應達到何等程度的運動強度？

假使你過去幾乎沒在做運動，即便是輕鬆愜意的散步，在一開始的階段也能感受到十足效果。但是當健走是為了減肥、維持健康或增強體力時，如同前文所述一般，走路時的步幅必須比平時更大才行。

加大步幅使步行速度變快後，呼吸也會變急促，在這種狀態下，除了下半身的肌肉之外，還能使用到與呼吸有關的肌肉，因此初步來說，健走已經能稱得上是運動了。

感覺「吃力」的運動會因人而異

只是輕鬆愜意地走著，就算一天走上一萬步，走上一個小時，還是無助於提升體力，究竟「健走時應達到何等程度的運動強度」呢？

因此，首先必須了解現在自己在進行的健走運動，達到何等程度的強度。請大家在健走後，**試著參考「運動自覺強度[9]」，評定這種運動會達到何等吃力的感覺**。

RPE是在一九七三年，由瑞典心理學家Gunnar Borg博士所提出，將運動時自認為「吃力」或「輕鬆」的主觀運動強度，改以六至二十的數字加以評定。即便從事相同的運動，由於當事人的體力程度，以及運動經驗的關係，對於「吃力的感受」會有天差地別。

比方說，之前我用感覺「輕鬆」，也就是強度十一的速度和某位學員一起跑步時，由該名學員呼吸變急促的程度，我就能預想得到，他應該同樣感覺運動強度落在十一。然而事實上在結束跑步後，我一問他的感想才知道，

---

9 運動自覺量表：Rating of Perceived Exertion，簡稱RPE，評量人體運動狀況的有效資訊。

運動自覺強度（RPE）

	英文	中文
20		
19	Very very hard	非常吃力
18		
17	Very hard	相當吃力
16		
15	Hard	吃力
14		
13	Somewhat hard	稍感吃力
12		
11	Fairly light	輕鬆
10		
9	Very light	相當輕鬆
8		
7	Very very light	非常輕鬆
6		

他覺得強度為十七，也就是說，他認為「相當吃力」。

這樣說來，主觀的運動強度難道不能作為參考了嗎？其實不然。對照RPE與心跳數後，就能得知自己真正的體力程度如何，因此可作為參考，設定出健走的目標。

健走強度用「心跳數」來檢視

所謂的心跳數，就是一分鐘內心臟跳動的次數。將RPE表上顯示的數字，於最後加上一個零，也就是變成十倍之後，就是進行該項運動時，大約的心跳數。

舉例來說，當你在做強度十七的運動，感覺「相當吃力」時，即可預測心跳數會上升到每分鐘一百七十次。但是自己感覺「相當吃力」時，實際上心跳數每分鐘卻只有一一〇次，與自己的實際感受有著一段差距。也就是說，自己感覺「並不吃力」時，或許意味著在體力上還綽有餘裕。

對於平時有運動習慣的人而言，心跳數一一〇次屬於暖身運動的程度。但是這等程度對於剛開始做運動的人來說，由於不習慣心跳數上升的感覺，因此只要心臟稍微跳得快一些，就會感到害怕，有時還會覺得吃力。

反過來說，運動後的心跳數，比自己感覺的RPE程度還要高的時候，有可能已經超越身體極限了，因此以安全性的角度來看，大家應配戴心跳計做運動。

或許有些人會覺得測量心跳數很麻煩，但是你如果想靠健走減去脂肪或是提升體力的話，更需要留意自己運動的強度。

本想以稍微吃力的速度健走，事實上卻強度不足，以致於走再久也完全瘦不下來的人，可是屢見不鮮。與其以不正確的運動強度走上一個小時，倒不如努力一點，用適當的運動強度走完三十分鐘，這樣會更有效率。此時心跳數就能作為非常實用的客觀指標。

想要知道運動期間的心跳數，當然只要配戴具心跳測量功能的運動錶等工具即可，如要自己計算脈搏數來取代工具測量的話，請在健走後，或是停下來等紅綠燈時測量看看。就算無法停下來一分鐘仔細計算，只要測量十秒後乘以六倍，或是測量十五秒後乘上四倍，就能計算出來。

考量體力程度的「心率儲備法」

接下來，要回到「將健走視為運動時，應達到何等程度的運動強度」這個話題上。很多運動員會參考自己的「最大心跳率」，計算出「目標心跳率」，藉由這個方法，找出符合目標心跳率範圍的運動，再從事這些運動。

最大心跳率，意指運動時心臟為送出血液，跳動最多的次數。最大心跳率會隨著年齡增長而逐漸減少，這個數字大約落在「二二〇減去你的年齡」。如為四十歲的人，預測最大心跳率為每分鐘一八〇次，五十歲則是每分鐘一七〇次。

此外，做運動時可維持這個最大心跳率幾個百分比，就能直接判定出「運動強度（%）」，而在運動期間維持的心跳數，則稱作「目標心跳率」。一般來說，為了燃燒脂肪而從事健走運動的話，目標心跳率以落在最大心跳率的六〇至八〇%為宜。

只是如同前文所述一般，即便年齡相同，但是習慣運動的人與不習慣運動的人，對於「吃力」的感覺差異相當大。而且有運動習慣且體力程度較理想的人，與沒有運動習慣體力又差的人，二者最基本的「安靜心跳率」便有差異，通常平時有在運動的人會比較低。

一般成年男性的安靜心跳率為每分鐘八〇次左右，但是以喜歡跑步的我來說，每分鐘只有五五至五八次左右，可說相當低。為使目標心跳率能考量到個人差異，最好利用「心率儲備法」這套公式來計算。

心率儲備法，是目前在指導運動的現場，最多人使用的計算方式，有助於擺脫代謝症候群與維持肌力。一般會參考「年齡」、「安靜心跳率」（**基本上會在起床後馬上測量**）、「目標運動強度」這三點要素，計算出目標心跳率。

舉例而言，年齡五十歲，安靜心跳率為每分鐘八十次的人，想要從事運動強度六〇％的健走運動時，目標心跳率就會是（220-50-80）×0.6＋80

＝134。即便年齡相同，但是安靜心跳率為每分鐘六十次的人，目標心跳率便會是一二六。

健走後測量，即有助於扭轉觀念

近來市面上已有販售採用心率儲備法的計算方式，自動顯示目標心跳率的運動手錶了，而且也有推出測量心跳數及消耗熱量後，還能與手機軟體連動，並留下記錄的運動手環，價格也相當便宜，因此大家不妨多加利用這類工具。

參考心跳數做運動，稱作「心率訓練」，許多運動員為了增強體力，都會採用這種訓練法。**只要妥善管控心跳數，健走也能成為十分理想的心率訓練**。覺得計算脈搏很麻煩的人，也可以先計算出目標心跳率，然後在健走時維持在這個範圍內即可。說不定你會察覺到，「過去健走時運動強度完全不夠」，有助於扭轉自己的觀念。

只要能掌握到最適合自己的運動強度，健走的效果將會大舉提升。請大家做有效運動，減少體脂肪與強化體力，進而維持、增加肌肉量吧！

心跳率或體溫，讓心臟做好準備毫無相關。

本來健走就能讓自己藉由走路暖身，而**全身的肌肉量，大約有三分之二集中在下半身，因此健走後，肌肉的血液循環就會變好，使體溫上升**。

剛開始走路時，請依照平時的步幅與速度，讓雙腳習慣運動的感覺。尤其不要去在意時間，只要在自己高興的時間點，切換成「正式模式」，放大步幅慢慢加快速度即可。接下來，比暖身運動更要留意的地方，就是健走結束後的冷卻工作，這時候就會運用到靜態的伸展運動。

肌肉會在收縮時使力，而健走主要會運用到雙腳，也就是下半身的肌肉群，因此在健走結束後，下半身的肌肉群會暫時出現收縮的反應，持續緊繃的狀態。所以為了使肌肉群回復到原本的長度，必須幫肌肉作伸展。

「靜態伸展運動」幫助修復肌肉

如果肌肉持續緊繃，血液循環也會變差，使得疲勞回復得很慢。此外，**雖說健走的運動負荷比跑步低，但是多少還是會造成肌纖維或肌細胞損傷，因此健走後什麼都不做的話，有些人就會出現受傷的情形。**

運動後的靜態伸展運動，除了有助於盡早回復疲勞外，也能幫助受到傷害的肌細胞進行自我修復，更可預防受傷。

除此之外，靜態的伸展運動還能有效提高肌肉的柔軟度。只要柔軟度變好，活動身體便不容易疲累，也十分有可能加速回復速度。

本章節將為大家介紹四種健走完後，能在室內進行的伸展運動，請大家一定要趁著體溫還沒降下來前做做看。

這些伸展運動對於身體僵硬的人來說，還能有效提高下肢肌肉的柔軟度。除了在健走後做之外，如果也能在洗完澡後做一做，相信能一步步提升柔軟度，讓你的身體更加活動自如，更加健步如飛。

健走後的保養方式

① 大腿前側的伸展運動

1. 盤腿坐下來，將左腳往外側打開。
2. 右手撐地支撐身體，左手握住左腳尖。
3. 將左腳腳根朝臀部拉過來，使髖關節打開。

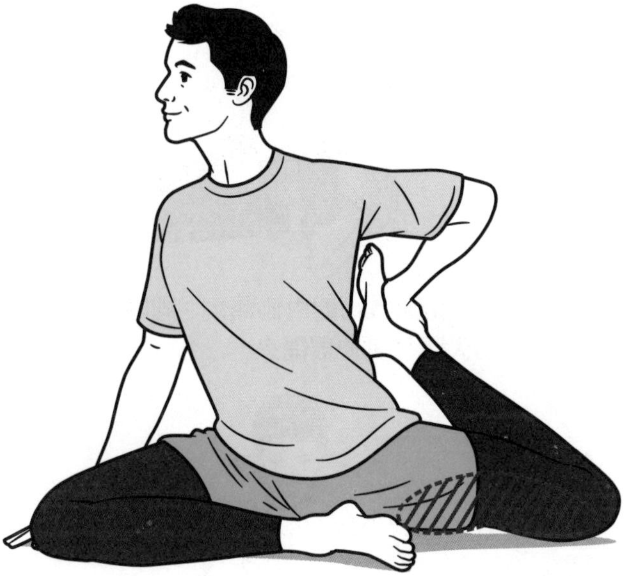

4. 一邊吐氣一邊維持 20 ～ 30 秒。刻意將大腿前側的股四頭肌伸展開來。
5. 右側也以相同方式進行，然後左右腳輪流進行 1 ～ 4 的動作，做 2 ～ 3 組。

健走後的保養方式

② 大腿後側的伸展運動

1. 盤腿坐下來，將右腳往前打直。
2. 右手握住右腳尖後往自己面前拉，同時稍微朝外側打開，並維持 20 ～ 30 秒。

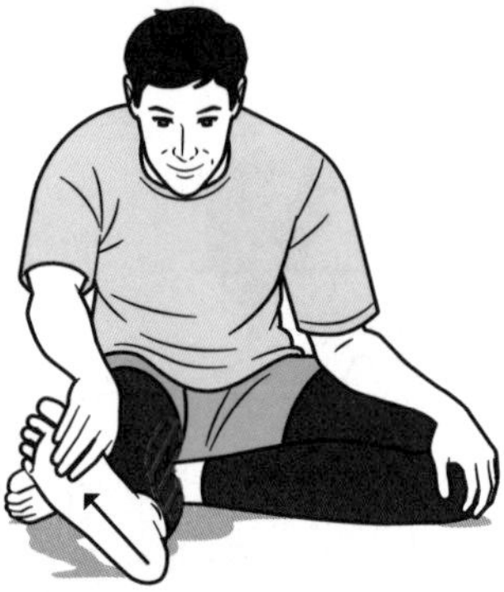

3. 接著換左手握住，以相同方式朝內側傾倒，同時維持 20 ～ 30 秒。刻意將大腿後側的大腿後肌伸展開來。

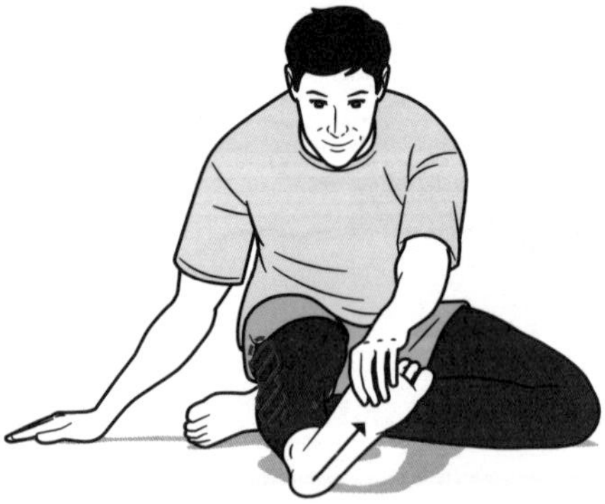

4. 左腳也以相同方式進行，然後左右腳輪流進行 1 ～ 3 的動作，做 2 ～ 3 組。

健走後的保養方式

③ 小腿肚的伸展運動

1. 雙手雙腳貼地後，將腰部往上抬高。
2. 將右腳腳尖朝向外側，再將左腳稍微抬高，並維持 20 ～ 30 秒。
3. 接著將腳尖朝向內側，然後同樣維持 20 ～ 30 秒。感覺像是要將小腿肚的小腿三頭肌，尤其是腓腸肌充分伸展開來。

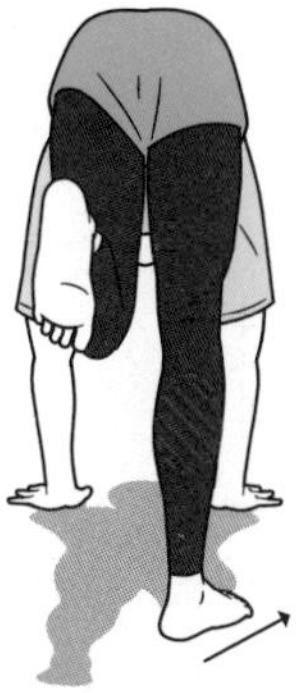

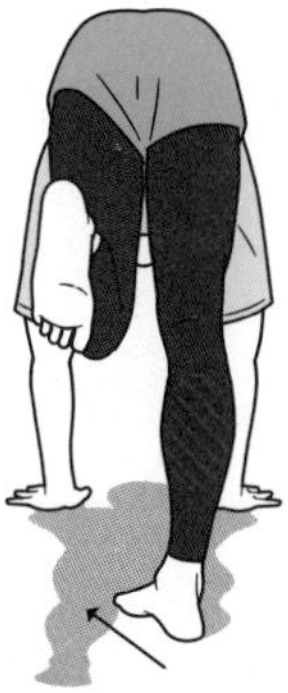

4. 左腳也以相同方式進行，然後左右腳輪流進行 1 ～ 3 的動作，做 2 ～ 3 組。手貼地不容易完成動作的人，也可以利用椅子來做。

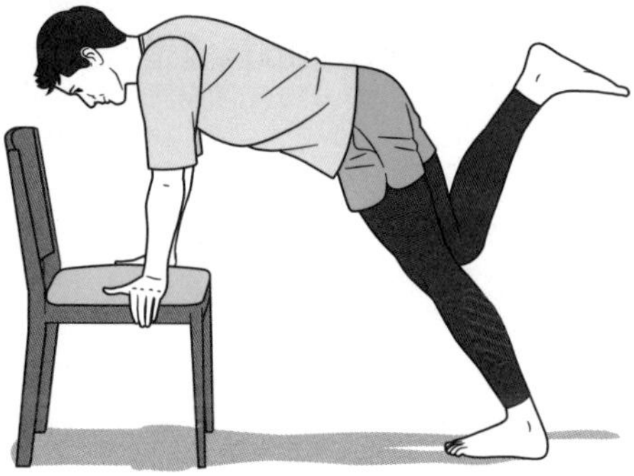

健走後的保養方式

④ 小腿的伸展運動

1. 跪坐下來。
2. 左手握住左膝，然後稍微抬高，並維持 20 ～ 30 秒。使小腿的脛前肌充分伸展開來。

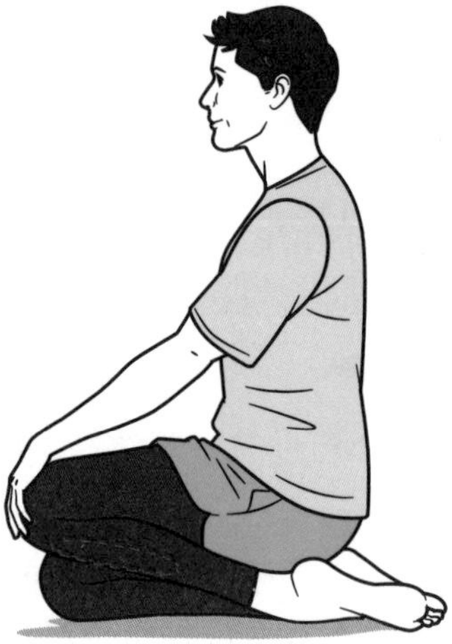

3. 右腳也以相同方式進行，然後左右腳輪流進行 1 ～ 2 的動作，做 2 ～ 3 組。

第8章

訓練師建議一天吃十四種食物

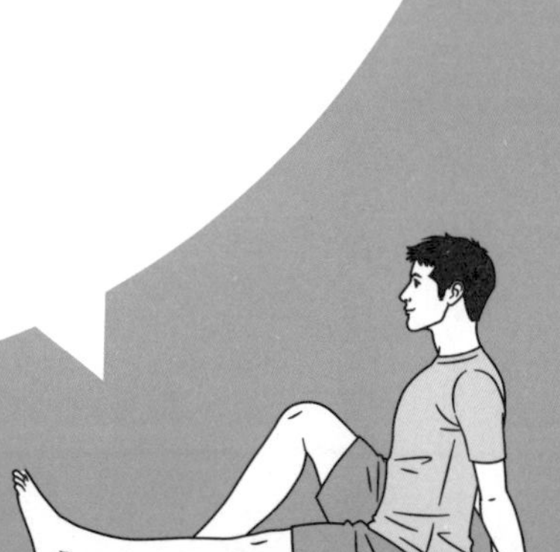

準備輕鬆又均衡的餐點才當道！

我的工作是名「體能訓練師」，服務對象除了運動員之外，也會教導一般民眾如何提升身體機能。因此站在一名體能訓練師的角度來說，我不容許自己受傷或變胖。畢竟，若由一名腹部凸出，身體這裡痛或那裡痛的訓練師，來教大家怎麼做運動或如何飲食，才能「變健康」或「預防受傷」，真的一點說服力也沒有。

為什麼建議「一天吃十四種菜色」？

其實我很愛吃東西，尤其最喜歡美味的麵包和蛋糕，平時我在吃這些東西時，完全毫無限制，但是我還是不會變胖，這當然是因為我一直有定期運動的關係，不過我在飲食下也下了不少工夫。

我約莫是在二〇〇三年開始實踐，並提唱「一天吃十四種食物」這種飲食方式。過去在厚生勞働省的指針中明訂，均衡飲食應達到「一天攝取三十種食物」。如今相信這番理論的人依舊很多，但事實上發現，許多習慣攝取三十種食物的人，都有熱量攝入過多的問題，因此現在刪除了這項指針，將內容改成「基本飲食應均衡攝取主食、主菜及副菜」。

因此我提倡一天吃十四種食物的飲食方式，使一般人也容易一目了然。當初我會提出攝取十四種食物的建議，起因於我向某位營養師詢問：「能不能用更為簡單明瞭的方式，告訴大家如何攝取均衡營養？」

當時這名營養師回答我：「**均衡飲食應包括穀類、豆類或豆類製品、海鮮類、肉類、牛奶或乳製品、蛋、水果、海藻類、蕈菇類、芋薯類、黃綠色蔬菜、淺色蔬菜、油脂、飲料零食**。攝取方式則是除了穀類之外，每天的菜色都要包含其他十三種食物，但是不能重覆。」

舉例來說，假設早餐吃白飯和海帶芽味噌湯、納豆、涼拌菠菜再加上烤魚。米飯為穀類，海帶芽味噌湯為海藻類，納豆為豆類或豆類製品，菠菜為黃綠色蔬菜，烤魚為海鮮類，因此已達到五種食物。剩餘的八種食物，只要妥善分配到午餐和晚餐時食用，這樣幾乎就能網羅五大營養素了。

另外還加入了「飲食零食」這一項，這點也要請大家多加留意，這部分屬於「心理營養」。營養層面的考量固然重要，但壓抑著對飲食的欲望，會造成壓力。我自己也很愛吃甜點，所以我會規定自己一天只能吃一次。

幸好日本的飲食習慣不只有和食而已，也能吃到中華料理、義式料理、印度料理和韓國料理等，世界各國的美食。選擇十分多彩多姿，因此要吃到十四種食物相較容易得多。

一開始不必要求自己一天吃到十四種食物，以二至三天，或是一個禮拜為單位思考一下，再進行調整即可，比方說「昨天熱量有些攝取過多了，所以今天要少吃一點」，或是「這星期肉類吃不夠，所以要多吃一些」。

每天應攝取十四種食物	
1	穀類
2	豆類或豆類製品
3	海鮮類
4	肉類
5	牛奶或乳製品
6	蛋
7	水果
8	海藻類
9	蕈菇類
10	芋薯類
11	黃綠色蔬菜
12	淺色蔬菜
13	油脂
14	飲料零食

一天吃十四種食物的菜單範例		
早餐	午餐	晚餐
米飯	雞蛋三明治（麵包）	米飯
納豆	—	—
烤魚	—	—
—	—	薑燒豬肉
—	牛奶	—
—	雞蛋三明治（蛋）	—
—	切塊水果	—
海帶芽味噌湯	—	—
—	—	蕈菇沙拉
—	馬鈴薯沙拉	—
涼拌菠菜	—	—
—	—	高麗菜絲
—	雞蛋三明治（美乃滋）	—
—	—	啤酒

不需要「計算卡路里」

每次一提到這句話，就會有人問我：「真的不需要計算卡路里嗎？」真的不需要。**一天三餐，每次都能吃的食物唯有穀類，其他食物一天吃一次的話，自然能夠控制總攝取卡路里。**

只不過，在一餐當中應避免重覆攝取碳水化合物，例如義大利麵加麵包，或是拉麵配白飯。另外，最好還要避免一天當中吃二次肉類，比方說午餐吃豬排蓋飯或豬排定食後，晚餐又吃牛肉料理。

另一方面，海藻類、黃綠色蔬菜及淺色蔬菜，由於低卡路里，又能攝取到食物纖維以及必要的維生素，因此一天吃二至三次也無妨，但請留意不能光吃這些食物。

可是有一點要請大家注意一下，就是油煎或熱炒，還有油炸這類油脂類含量較多的料理，因為熱量一定會攝取過多，所以這類食物也是一天吃一次就好。沙拉若有淋上沙拉醬的話，當天請調整一下，避免吃油炸食物。

經我親身實踐這套飲食法後，感觸最大的，就是不會再感冒了。而且就算工作再忙碌，疲勞也不容易累積，整個人神清又氣爽。補充適當營養，再加上適度運動，可說是打造健康體魄最基本的一環！

尤其小心極端的健康法！

世界上充斥著各式各樣的減肥法及健康法。例如「終極限醣減肥法」，以及「食物盡可能生吃」，或是「最好別喝牛奶」這類的減肥話題，隨著健康風潮不斷地廣為流傳。

但是我必須說，這類論點都很「極端」。

當然有些人的體質並不適合飲用乳製品，或有些蔬菜內含的維生素C也不耐熱，因此加熱後營養素會受到破壞；但是只要沒有過敏體質，照理說都可以喝牛奶，蔬菜也是一樣，透過各種烹調方式處理過後，就能保留住營養成分所以一般人真的沒有必要隨意採取極端的健序法。

至於加熱後會受到破壞的維生素C，也可以從生菜以外的食物，好比水果中攝取得到，而且內含於馬鈴薯或地瓜等薯類的維生素C，在加熱烹調後也不會損失多少，因此十分適合用來攝取維生素C。

「不吃某種食物」或是「只吃某種食物」非常危險

當然不容否定生菜本身的好處，我也很希望大家能從蔬菜攝取到維生素、礦物質、食物纖維、植物生化素等營養成分。有一種分析方式稱作「氨基酸分數」[10]，可用來評估食物中蛋白質的品質。分數達一百分的食物，可有效攝取到優質蛋白質，例如牛奶就是其中之一。

承前所述，有些人的體質不適合喝牛奶，比方說他們無法妥善分解乳糖，但是就和無法分解酒精的人一樣，並不是每一個人「都不適合喝牛奶」。

---

10 氨基酸分數：Amino acid score，又稱為化學分數（Chemical score），是以化學分析方式來評估蛋白質營養價值的一種方法。

體質適合的話，更應該多喝牛奶，因此與碳水化合物一樣，希望大家不要極端地限制乳製品。

相信不實或偏頗的資訊，而輕易進行極端限制食物攝取的話，恐會損害身體。所以大家不要「不吃某種食物」，或是「只吃某種食物」，而應該攝取各式各樣的食物。

我建議大家採取簡單的飲食方式，誠如前文說明過的，「一天吃十四種食物」。在一天三餐當中，最多應吃到十四種食物，這樣一來，你就會開始思考，「午餐吃過肉了，晚餐要改吃魚」、「早餐須多吃一種水果」、「今天還沒吃到海藻類食物」這些問題，維持均衡的飲食習慣，避免偏食。

「燃燒脂肪」的營養食品真的有效嗎？

除了這套「一天吃十四種食物」的飲食法之外，我還想趁此機會，為大家補充一下運動及營養方面的幾個重點。

首先，經常有人問我，「燃燒脂肪的營養食品，或是燃燒脂肪的飲品，真的有效嗎？」標榜能燃燒脂肪的營養食品或飲品當中，大多內含肉鹼、辣椒素、咖啡因等成分。

事實證明，這些成分的確能在燃燒脂肪方面產生某些作用，但是只為了燃燒脂肪的話，做一些負荷較高的有氧運動，例如健走等等，更能看出明顯成效。

況且營養食品對於燃燒脂肪只能看出些許效果，並不足以抵銷吃下肚的食物熱量，也無法藉由攝取營養食品達到減肥的程度。如果吃這些營養食品或飲品，能夠提醒自己不要過食的話，倒也無妨，不過千萬不能過度期待。

運動後攝取蛋白質，會比吃些幫助脂肪燃燒的營養食品更為有效，因為要修復運動時損傷的肌纖維，萬萬不能缺少蛋白質。而且要讓肌肉吸收蛋白質，還需要「生長激素」，而運動後，尤其是做完肌肉訓練後的二個小時左右，會大量分泌出生長激素。

如能在這段期間攝取蛋白質，經生長激素作用下，將蛋白質用於修復肌肉的比例就會升高。如能增加肌肉量，基礎代謝率就會提升，自然腹部就會消下去了。

容我重申，我不建議大家採行偏頗的飲食法或減肥法，例如完全不吃特定食物，或是只吃某種食物。**想要擁有健康的體魄，均衡的飲食加上適度的運動，才是更快的捷徑。**

第 9 章

Q&A
何謂「有效的運動」？

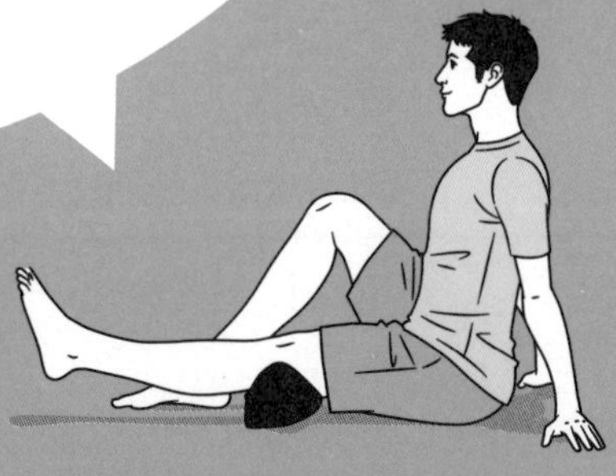

Q1

為什麼一天走將近一萬步，而且速度不慢，也有注意姿勢的問題，但是小腹多餘的脂肪還是消除不了呢？

（將近五十歲的女性）

想要消除多餘脂肪，運動是很好的方式，但是一直不見成效的話，原因可能出在靠這等程度的健走，運動強度太低了，以致於脂肪燃燒效率不佳。在運動強度太低的前提下，就算走路時很注意姿勢，仍然難以藉由「改善姿勢」來提高運動強度。

每個人都一樣，肌肉量會在二十幾歲時達到顛峰，接著逐年以一％的比例減少。尤其只要下半身的大塊肌肉群變少，基礎代謝率就會下降，因此下半身容易囤積脂肪。

A

靠深蹲與運動強度高的有氧運動，擺脫下半身的脂肪吧！

由此可知，如果希望提升基礎代謝，最好做些能鍛鍊到臀大肌至大腿部位大塊肌肉群的運動。例如第三章介紹過的深蹲，相信這類運動大家都能輕鬆學會、快速上手。同時再搭配高強度的有氧運動之後，即可有效擺脫脂肪。如果是將近五十歲的人，也能從事慢跑的運動，這樣一來，就能在短時間內做完運動。

不想去慢跑，只想要健走的人，**由於健走的運動強度較低，因此必須控制身體攝取的卡路里，而且飲食方面的營養必須均衡，才能生成肌肉**。此外請充分攝取蛋白質，因為蛋白質是形成肌肉的材料，接著再開始做運動。

Q2

骨科醫生診斷出有椎管狹窄症，並建議我持續做輕度運動，但是該做哪些運動才好呢？

（將近七十歲的男性）

一提到椎管狹窄症，大家可能會認為靜養比較好，不過有時須視症狀來給予不同的建議，某些人藉著適當地運動以強化脊椎周邊的肌肉反而對病情有更好的幫助。但是醫生都已經建議這位先生「持續做輕度運動」了，想必症狀已無法透過運動獲得大幅改善。

當椎管狹窄症會使人感到些微疼痛時，就連外出也會覺得麻煩，導致日常活動量減少。再加上考量到將近七十歲的年紀，更叫人擔心活動量減少所帶來的弊害，若一直靜養不動恐罹患運動障礙症候群，或染上生活習慣病。

所以藉由運動，降低這類「其他風險」，是非常重要的事情。

究竟做哪些運動才好呢？想當然爾，最好應避免繼續施加強烈負荷於脊椎上的運動。

好比輕度健走，可行的話，水中健走會更恰當。再加上肌肉的柔軟度也會變差，因此請持續進行伸展肌肉的伸展運動，以維持並提升生活品質。

A

做些不會產生疼痛的運動，以降低活動量減少所衍生的風險。

Q3

一直以來都持續於健身房做肌力訓練，並逐漸增加負荷，感覺雙腳及後背都能看出理想中的成效了，但是為什麼唯獨胸部肌肉就是練不起來呢？

（將近五十五歲的女性）

這可以說是女性特有的煩惱，不少女性都曾反應，儘管已經訓練一段時間，胸部卻依然不見成效。這是因為就女性體質而言，本就不像男性容易長出肌肉來，至於為什麼胸部比起其他部位似乎更不容易訓練呢？

依據我的經驗推估，這是因為女性並不擅長使用手臂做出往前推出去的動作的關係。每次我在指導學員做訓練時，男性大多能順利完成坐姿推胸、仰臥推舉以及伏地挺身這幾個動作，但是許多女性卻無法完成動作。

這位發問的女士似乎已十分認真地投入訓練一段時間，因此我大膽假設，說不定胸部練不起來的原因，就是因為胸部訓練的負荷設定過高了。

就像之前提到的，女性通常不擅長做推出去的動作，因此**若訓練的負荷設定過高，在訓練過程中反而容易因為用錯力，而使得真正想鍛鍊的部位在還沒受到足夠刺激前而體力耗盡**。以這位女性為例，就是在刺激到胸大肌之前，雙臂及肩膀早已疲累不堪，因此不管訓練多久胸大肌都難見其成。

此時切記先試著降低負荷，學習哪種姿勢或運動方式，才能刺激到胸大肌，等學會之後，再逐漸提高負荷。

A

先將胸部訓練的負荷暫時降低，學會有效且正確的姿勢。

Q4

五十幾歲後，下定決心投入肌肉訓練，想練出六塊肌，但是因為工作的關係，每週只能上一次健身房，這樣還能練出明顯腹肌嗎？

（將近五十五歲的男性）

男性憧憬的六塊肌，就算年過五十還是能練得出來。

男性只要擺脫腹部的皮下脂肪，浮現腹直肌的可能性就會升高。拚了命鍛鍊腹肌，卻還是練不出六塊肌的人，大多是因為腹肌上頭，被有如一塊坐墊般的體脂肪給覆蓋住了。

這類型的人，**必須想辦法擺脫體脂肪**。

想要擺脫體脂肪，與其埋頭苦做肌肉訓練，更需要控制卡路里的攝取，以及適當地做有氧運動。

依照這樣的建議訓練將皮下脂肪除去後，請再進行高負荷的訓練項目，使腹直肌隆起，如此一來保證你能練出好看的六塊肌。

但是，若一週只能上一次健身房，其他時間也沒有在家做自重訓練的話，恐怕還是很難練出六塊肌喔！

A

擺脫皮下脂肪後，
再讓腹直肌浮現出來。

Q5

本以為「做完肌肉訓練後馬上做有氧運動，才能有效減去體脂肪」，後來卻看到報導上有某位醫生說：「肌肉訓練後做有氧運動，對於減去體脂肪並沒有太大成效。」究竟事實為何呢？

（將近六十歲的男性）

「先做重訓再做有氧」或「先做有氧再做重訓」各有不同的理論與支持者，不過，目前在日本訓練業界，一般的確認為肌肉訓練後做有氧運動，較能有效減去脂肪。

既然各種論點都有，我倒建議各位不妨每種方法都親身嘗試二至三個月的時間，看看對自己而言哪一種更能看出效果，或許也是一種理想作法。

順便與大家分享一下，我自己在跑完步後，會接著做肌肉訓練。這麼做並沒有科學面或運動生理學方面的根據，終究只是我個人喜好，因為這麼做會讓我更有動力（笑）。

我明白這麼做可能會影響效果，但是就我個人而言，這樣的運動順序會讓我更有幹勁。與其做完肌肉訓練，筋疲力盡後再去跑步，我更喜歡在還不累的狀態下，精神飽滿地慢跑。

因此，只要能讓你充滿幹勁，我認為做運動的先後順序並不重要，關鍵在於持之以恆。

A

既然眾說紛紜，不如以自己的喜好優先選擇即可。

參考文獻

《糖尿病の最新治療二〇一六―二〇一八》羽田勝計、門脇孝、荒木榮一編（南江堂）

《最新糖尿病診　のエビデンス》能登洋　著（日經BP社）

《サプリメントのほんととウソ》下村吉治　編（NAP）

《中野ジェームズ修一の糖尿病に効くウォーキング&筋トレ入門》（洋泉社MOOK）

《「食べもの神話」の落とし穴》高橋久仁子 著（講談社Bluebacks）

《運動　方の指針　運動負荷試　と運動プログラム　原書第七版》（南江堂）

《運動　方の指針　運動負荷試　と運動プログラム　原書第八版》（南江堂）

《糖尿病　門　研修ガイドブック改訂第七版》日本糖尿病學會　編著（診斷與治療社）

醫生說「請你運動！」時，最強對症運動指南

日本首席體能訓練師教你：1次5分鐘，釋放身體痠痛疲勞，降中風、心臟病死亡率！

醫師に「運動しなさい」と言われたら最初に読む本

作　　者　中野・詹姆士・修一
監　　修　田畑尚吾
譯　　者　蔡麗蓉
內文插畫　內山弘隆
書封設計　張天薪
內文版型　楊廣榕
責任編輯　盧羿珊（初版）、林雋昀（二版）
行銷總監　許文薰
總 編 輯　林淑雯

讀書共和國出版集團
社長　郭重興
發行人兼出版總監　曾大福
業務平臺總經理　李雪麗
業務平臺副總經理　李復民
實體通路協理　林詩富
網路暨海外通路協理　張鑫峰
特販通路協理　陳綺瑩
實體通路經理　陳志峰
印務部　江域平、黃禮賢、李孟儒、林文義

出 版 者　方舟文化 / 遠足文化事業股份有限公司
發　　行　遠足文化事業股份有限公司
地　　址　23141 新北市新店區民權路 108-2 號 9 樓
電　　話　+886-2-2218-1417
傳　　真　+866-2-8667-1851
劃撥帳號　19504465
戶　　名　遠足文化事業有限公司
客服專線　0800-221-029
E-MAIL　service@bookrep.com.tw
網　　站　http://www.bookrep.com.tw/newsino/index.asp
排　　版　菩薩蠻電腦科技有限公司
製　　版　軒承彩色印刷製版有限公司
印　　刷　通南彩印股份有限公司
法律顧問　華洋法律事務所｜蘇文生律師

方舟文化 官方網站
方舟文化 讀者回函

定　　價　360 元
初版一刷　2019 年 6 月
二版一刷　2022 年 2 月

國家圖書館出版品預行編目 (CIP) 資料

醫生說「請你運動！」時，最強對症運動指南：日本首席體能訓練師教你 :1 次 5 分鐘，釋放身體痠痛疲勞，降中風、心臟病死亡率！/ 中野．詹姆士．修一著；蔡麗蓉譯．-- 二版．-- 新北市：方舟文化出版：遠足文化事業股份有限公司發行，2022.02

面；　公分．--（名醫圖解；4022）

譯自：医師に「運動しなさい」と言われたら最初に読む本

ISBN 978-626-7095-13-3(平裝)

1.CST: 運動療法 2.CST: 健康法

418.934　　110021927